Ganzheitlich gesund

Pauline Wills

WIE FARBEN HEILEN

Pauline Wills

Wie Farben heilen

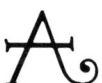

AURUM VERLAG · BRAUNSCHWEIG

Das englische Original erschien 1993 unter dem Titel „Colour Therapy. The Use of Colour for Health and Healing" im Verlag Elements Books Ltd., Longmead, Shaftesbury, Dorset.

Ins Deutsche übersetzt von Matthias Schossig.
Titelfoto von Rob Atkins / THE IMAGE BANK
Zeichnungen von David Gifford.

Die Deutsche Bibliothek – CIP-Einheitsaufnahme

Wills, Pauline:
Wie Farben heilen / Pauline Wills.
[Ins Dt. übers. von Matthias Schossig.
Zeichn. von David Gifford].
– Braunschweig : Aurum-Verl., 1994
(Ganzheitlich gesund)
Einheitssacht.: Colour therapy <dt.>
ISBN 3-591-08358-5

1994
ISBN 3-591-08358-5
© 1993 Pauline Wills
© der deutschen Ausgabe
Aurum Verlag GmbH, Braunschweig
Gesamtherstellung:
Chemnitzer Verlag und Druck GmbH, Werk Zwickau

INHALT

Einleitung 6
Was ist Farbtherapie? 16
Die Geschichte der Farbtherapie 34
Wie funktioniert die Farbtherapie? 50
Farben in der Therapie 73
Was Farben bewirken können 87
Wie helfe ich mir selbst mit Farben? 99
Wie geht es weiter? 117
Adressen 121
Weiterführende Literatur 123

EINLEITUNG

Wo immer Sie gerade sind, wenn Sie dieses Buch lesen, halten Sie einen Moment inne und schauen Sie sich um. Worauf fällt Ihr Blick? Möbel, Gegenstände, Menschen – oder sind es die Farben, in denen die Dinge erstrahlen? Schauen Sie noch einmal hin, aber achten Sie diesmal besonders auf die Farben.

Wenn Sie zu Hause sind, fragen Sie sich einmal, warum Sie die Farbzusammenstellung der Möbel, Dekorationsstoffe und Gegenstände in Ihrer Wohnung gerade so und nicht anders gewählt haben. Ist es, weil dies gerade Ihre Lieblingsfarben waren, als Sie die Wohnung eingerichtet haben, oder weil sie eine bestimmte psychologische Wirkung auf Sie ausübten – weil Sie sich durch sie gut, glücklich oder entspannt fühlten?

Dasselbe gilt für Ihre Kleidung. Haben Sie sich so angezogen, weil gerade nichts anderes zur Hand war, oder haben Sie Ihre Kleider nach ihren Farben ausgesucht?

Dies sind Fragen, die Sie sich möglicherweise noch nie im Leben gestellt haben. Wenn dem so ist, sollten Sie sich jetzt ein wenig Zeit nehmen und darüber nachdenken.

Wir sind ständig von Farben umgeben. Die meisten Menschen halten das für völlig selbstverständlich. Die wenigen jedoch, die täglich aus beruflichen Gründen mit Farben zu tun haben – Künstler, Designer oder Farbtherapeuten – sind sehr empfänglich für die physische und psychologische Wirkung, die Farben auf uns ausüben.

Die Farbvielfalt in der Natur ist ehrfurchtgebietend. Wenn Sie sich die roten Blütenblätter einer Rose einmal ganz genau anschauen, werden Sie entdecken, daß jedes einzelne Blatt seinen eigenen Farbton hat, verschiedene Schattierungen, vom tiefsten Rot bis zum blassesten Violett.

Im Frühjahr entfalten die Bäume ein hellgrünes Blätterkleid, das im Laufe des Sommers immer dunkler wird, bis die Blätter im Herbst Orange-, Gelb- und Brauntöne annehmen.

Auch Vögel, ganz besonders männliche, sind berühmt für ihr schillerndes Federkleid. Denken Sie etwa an den Pfau mit seinem wunderschönen Rad oder an den Papagei mit seinen vielfarbigen Federn.

Wir können Farben auch mit den Augen eines Künstlers sehen. Jeder Künstler führt uns vor, wie er Farben sieht und interpretiert. Ganz alltägliche Szenen können sich in farbenfrohe Meisterwerke verwandeln, wenn sie von der Hand eines außergewöhnlichen Künstlers dargestellt werden.

Farbe, die als Oberfläche wahrgenommen wird, sei es in der Natur oder auf künstlichen Gegenständen, wird Pigmentfarbe genannt. Für unsere Vorfahren war die Gewinnung von Farben ein alchimistischer Vorgang. Da bestimmte Farben nur unter Verwendung seltener Substanzen hergestellt werden konnten, war ihr Besitz das Privileg einiger weniger Reicher oder einer Elite, die es sich leisten konnte. Bevor Naturwissenschaft und Technik uns ermöglichten, synthetische Farben herzustellen, stellten unsere Vorfahren „natürliche", das heißt aus natürlichen Grundstoffen gewonnene Farben her.

Die Großzügigkeit, mit der wir heute Farben auswählen können, ist teilweise das Erbe vergangener Generationen und ferner Kulturen. Die alten Ägypter ließen sich von den Farben ihrer Umwelt inspirieren – von der Intensität der Wüstensonne und der Fruchtbarkeit des Niltales. Die Römer erfreuten sich ihrer hellen farbigen Wandgemälde und bunten Mosaiken, und auch die islamische Kunst zeichnete sich durch eine Vorliebe für leuchtende Farben aus.

Der ganze afrikanische Kontinent beeindruckt mit subtiler Farbigkeit. Viele afrikanische Völker, die ein einfaches Leben führen und eine starke Verbindung zur Natur haben, schmücken ihre Wohnstätten mit den Farben der Erde. Ihre Häuser sind aus Lehm und Ton, aber die Innenwände sind teilweise so glänzend poliert, daß sie wie Spiegel das Licht reflektieren. Die Kleider der Menschen und die Räume, in denen sie leben, erstrahlen in Blau, Weiß und Grün. Die lebhaftesten Farben jedoch, denen sie eine mächtige Schwingung und große Kraft zuschreiben, werden für rituelle Zwecke verwendet – für das Bemalen der Körper zu Kriegs- und Festzeiten, für die Dekoration der Gesichtsmasken, die bei Fruchtbarkeits- und Initiationsriten getragen werden, und um den Reichtum der Formen auf den Amuletten zu ergänzen.

Das Land, in dem die Farben am lebendigsten scheinen, ist Indien, was möglicherweise auf das helle, heiße Klima zurückzuführen ist. Diese Vitalität kommt in den leuchtenden, bisweilen grellen Farben der Saris, die von den indischen Frauen getragen werden, ebenso zum Ausdruck wie im indischen Kunsthandwerk. Farben spielen auch in der Religion der Inder eine wichtige Rolle. Vielen Göttern des hinduistischen Pantheons werden spezifische Farben zugeschrieben. Darüber hinaus werden Farben sehr häufig zu rituellen Zwecken verwendet. Zinnoberrot und Ocker sollen bei Opferriten das Blut darstellen. Bräute werden mit Kurkumagelb besprenkelt. Beim Frühlingsfest werden gelbe Kleider getragen und gelbe Nahrungsmittel verspeist, um das Heranreifen der Frucht zu symbolisieren. Helle Pigmente werden an die Frommen verkauft, damit sie ihre Gesichter gelb färben können, bevor sie an den religiösen Zeremonien teilnehmen. Zum Fest *Holi*, das den Besuch Krishnas auf der Erde feiert, bewerfen sich die Menschen gegenseitig mit farbigem Pulver.

Die amerikanischen Ureinwohner lebten in vollkommener Harmonie mit der Natur, was wir an den Mustern und Farben ihres Kunsthandwerks erkennen können. Sie symbolisierten darin die Elemente ihrer Umgebung: die Rot- und Brauntöne der Erde, die verschiedenen Blauschattierungen des Himmels, das Weiß des Wassers und das Grün der Blätter. Sie maßen die Zeit an der Intensität der Sonneneinstrahlung und verfolgten den Wechsel der Jahreszeiten anhand der sich verändernden Farbigkeit der Bäume. Ihre gestalterischen Fähigkeiten, die in ihrer Kleidung, ihrem Schmuck, ihren Quilts und ihrer Körperbemalung zum Ausdruck kommen, hatten auch einen mystischen Aspekt. Sie dekorierten beispielsweise sowohl die Außen- als auch die Innenseite ihrer Tipis mit figürlichen Darstellungen ihrer Träume und ihrer siegreichen Schlachten. Wenn sie ihren Wohnsitz wechselten – was häufig vorkam – und ihr Tipi verkauften, dann hinterließen sie damit auch die Magie und das gute Schicksal, für das die Zeichnungen vermeintlich sorgten.

Diese Beispiele und viele viele andere machen deutlich, daß Farben schon immer eine wichtige Rolle in den Kulturen und Religionen der Welt gespielt haben.

Das schönste farbige Phänomen ist der Regenbogen. Dieser Bogen aus Farben wird durch die Brechung und Reflektion des Sonnenlichts im Regentropfen verursacht. Das weiße Licht wird in acht Spektralfarben von – je nach Größe der Regentropfen – verschiedener Intensität aufgespalten. Die sichtbaren Farben sind Rot, Orange, Gelb, Grün, Türkis, Blau, Violett und Magenta. Manchmal, bei besonders hellem Sonnenschein, kann man einen zweiten oder sogar einen dritten Regenbogen in schwächeren Farben erkennen. Das Schauspiel des Regenbogens wird als farbige Illumination bezeichnet. Der Unterschied zwischen farbiger Illumination und farbigen Pigmenten besteht darin, daß Pigmente eine Farbe reflektieren, also Farben abgeben, die sie nicht absorbieren können. Farbige Illumination hingegen sättigt einen lichtdurchfluteten Raum mit Farbe.

Ein anderes wunderschönes und ehrfurchtgebietendes Farbenschauspiel ist das Nordlicht, *aurora borealis*. Wissenschaftler haben dieses Himmelsleuchten als großes strahlendes Magnetfeld beschrieben. Der kanadische Astronom R. A. Madhill, der dieses Phänomen ausführlich erforscht hat, meint, daß die *aurora borealis* durch unsichtbare Energie von der Sonne verursacht wird, die vom Erdmagnetismus angezogen wird. Er gelangte zu dieser Schlußfolgerung, weil diese Lichterscheinung am häufigsten in der Nähe des magnetischen Nordpols beobachtet wird. Er entdeckte auch, daß in der Region, wo diese Lichter am deutlichsten sichtbar sind, sowohl magnetische als auch elektrische Unregelmäßigkeiten auftreten. Menschen, die sich inmitten dieser Lichter befanden, sprachen davon, daß sie eine energetische Kraft fühlten, die mit dem Abklingen der Lichter wieder verschwand.

Wenn wir ins Herz der Berge vordringen, in Höhlen, tief unter der Erdkruste, finden wir Kristalle, die in der Dunkelheit wachsen. Wenn sie ans Tageslicht gebracht werden, enthüllen sie ein wunderschönes Spektrum farbigen Lichts. Wie festgefügt ein Kristall auch immer erscheinen mag, enthält er doch immer noch die Lebenskraft, die ihn zu einer lebendigen Struktur macht. Das Wachstum und die Bildung eines Kristalles ist ein kontinuierlicher Prozeß, und es ist praktisch unmöglich, die Zeit zu bestimmen, die er braucht, um sich zu bilden.

Während er im Dunkel der Erde wächst, folgt jeder Kristall einer präzisen geometrischen Form, wie der des Würfels, des Oktaeders oder des Tetraeders. Und je nach der Zusammensetzung der Minerale, aus denen er sich bildet, wird sich seine Farbigkeit entwickeln. Zum Beispiel:

Rot	– Rubin und Granat
Orange	– Karneol und oranger Jaspis
Gelb	– Bernstein und gelber Topas
Grün	– Smaragd und Malachit
Blau	– Saphir und Lapislazuli
Violett	– Amethyst und Fluorit
Magenta	– Rosenquarz

Seit Jahrhunderten werden Kristalle in aller Welt zum Heilen verwendet. In Indien gibt es zum Beispiel eine Form der Edelsteintherapie, die in engem Zusammenhang mit der ayurvedischen Medizin steht. Die ayurvedische Medizin wird oft als die Wissenschaft vom Leben bezeichnet. Sie behandelt den ganzen Menschen, seine mentalen, emotionalen, spirituellen und physischen Aspekte und kuriert nicht nur die Symptome. Gesundheit ist nach dem ayurvedischen System ein Zustand des Gleichgewichts der drei dynamischen Prinzipien (*doshas*): *vata* (Wind), das mit den Elementen Luft und Äther, *pitta* (Galle), das mit den Elementen Feuer und Erde, und *kapha* (Schleim), das mit den Elementen Äther und Wasser in Verbindung steht.

Indische Edelsteintherapeuten gehen davon aus, daß sämtliche Phänomene aus den sieben Strahlen zusammengesetzt sind, die als grundlegende, formative Kräfte der Natur gelten. Nur durch das Zusammenwirken dieser Kräfte entstehen greifbare Formen. Wenn nun ein Mensch an irgendeiner Krankheit leidet, muß er mit einer oder mehreren Farben behandelt werden, die das entstandene Ungleichgewicht wieder ins Lot bringen. Dies geschieht mit Hilfe von Edelsteinen, die als Speichermedium kosmischer Farben angesehen werden. Es gibt verschiedene Methoden, dem Stein die Farben zu entziehen. Eine besteht darin, den Stein zu Asche zu verbrennen, die dann dem Patienten verabreicht wird. Eine andere Möglichkeit ist, den Stein sieben Tage lang in Alkohol einzulegen, damit die Schwingungen davon absorbiert werden können. Anschließend verabreicht man den Alkohol in homöopathischen Dosen. Die dritte Methode, die überwiegend zur Fernheilung eingesetzt wird, besteht darin, die Edelsteine auf eine silberne Scheibe zu legen. Diese wird dann mit 1400 Umdrehungen pro Minute vor einem Photo der Person rotiert, die um die Heilung gebeten hat.

Mein Interesse an der Farbtherapie erwachte durch meine Yogapraxis. Während ich die Philosophie des Yoga studierte, lernte ich viel über die feinstoffliche Anatomie des Körpers (siehe drittes Kapitel ab Seite 50). Ich war völlig überrascht vom Reichtum der ständig wechselnden Farbtöne in allen Schattierungen und sämtlichen Spektralfarben, der mir dort begegnete. Ich mußte mehr wissen.

Zufällig sah eine Freundin von mir in ihrer Stadtteilbibliothek ein Plakat, auf dem ein Lehrgang in Farbtherapie angekündigt wurde. Ich rief bei dem Veranstalter an und schrieb mich für den Kursus ein. Nach einiger Zeit begann ich unter Anleitung der Kursleiter mit kranken Menschen zu arbeiten. Zu dieser Zeit war die Farbtherapie noch weitgehend unbekannt. Wir behandelten damals fast ausschließlich todkranke Menschen, die in dieser Therapie einen letzten Hoffnungsschimmer sahen, und wir erzielten erstaunliche Ergebnisse. Nicht alle Patienten wurden wieder gesund, aber es gelang uns, die Schmerzen der im Sterben liegenden Patienten zu lindern, so daß sie sich entspannen und über ihren Tod sprechen konnten. Diese Erfahrung und die Erfolge, die ich erleben durfte, haben mich gelehrt, daß Farben eine außerordentliche Kraft besitzen, und ich wollte unbedingt mehr darüber erfahren.

Einige Jahre später traf ich auf einer Gesundheitsmesse den Leiter einer anderen Schule für Farbtherapie. Sein Ansatz und seine Methoden waren anders, aber ich wußte, daß ich in der zweijährigen Ausbildung, die er anbot, viel dazulernen konnte. Ich war von der Thematik völlig erfüllt und angeregt. Als ich die Ausbildung beendet und meine eigene Praxis für Farbtherapie eröffnet hatte, begann ich, die Lehren beider Schulen zu integrieren und wählte aus jeder Methode das aus, was mir am weitesten entgegenkam. Das ist das Fundament, auf dem ich stehe und ständig weiterwachse.

Mittlerweile praktiziere und lehre ich seit vielen Jahren Farbtherapie, und bin doch immer wieder aufs neue überrascht und erstaunt über ihre Möglichkeiten. Farbtherapie geht auf den ganzen Menschen ein – auf Körper, Geist und Seele. Während der Behandlung merke ich immer wieder, wie alte Barrieren einstürzen und Blockaden aufgelöst werden. Die Energie kann wieder frei fließen, und viele Leiden und Beschwerden, die letztlich zu Krankheit führen, können geheilt werden.

Wie in allen anderen begleitenden Therapien, ist es auch in der Farbtherapie unerläßlich, daß der Patient eng mit dem Therapeuten zusammenarbeitet. Gewöhnt an die allopathische Medizin, meinen viele Menschen, daß sie nichts weiter zu tun brauchen, als eine bestimmte Medizin zu bestimmten Zeiten einzunehmen, um wieder gesund zu werden. Ganz anders ist es bei den begleitenden Therapien. Hier wird der menschliche Körper als ein wunderbares System gesehen, das sich, wenn man die richtigen Bedingungen herstellt, ganz von selbst heilen kann. Wenn der Körper krank wird, gibt es einen Grund dafür, der körperlich, emotional, kreislaufbedingt oder mental sein kann. Wenn die Ursache beseitigt ist, wird die Krankheit von selbst verschwinden. Theoretisch hört sich das leicht an, aber in der Praxis kann es sehr schwierig sein. Manchmal kennt man den Grund für die Krankheit sehr genau, kann aber nichts dagegen tun. Oder man hat die Gründe tief ins Unterbewußtsein verbannt, weil man gemerkt hat, wie schmerzhaft es ist, auf sie einzugehen. An dieser Stelle spielt die Beratung eine große Rolle. Es gibt viele Menschen, die entweder extrem einsam sind oder niemanden haben, der ihnen nahe genug steht, daß sie ihm trauen oder sich auf ihn verlassen könnten. Oft füllt dann der Therapeut diese Lücke. Wir müssen also zunächst einmal lernen, gut zuzuhören.

An dieser Stelle ist es wichtig zu sagen, daß begleitende Therapien die konventionelle Medizin ergänzen sollten und kein Ersatz für sie sind. Im Idealfall arbeiten Arzt und Heilpraktiker Hand in Hand, wobei jeder die Arbeit des anderen anerkennt und respektiert. Wenn ein Patient zum erstenmal zu mir kommt, frage ich immer, ob er schon beim Arzt war. Wenn nicht, empfehle ich immer, zuerst einen Arzt aufzusuchen. Wenn der Patient dieser Empfehlung nicht nachkommt, geschieht das in eigener Verantwortung. Wie viele meiner Kollegen und Kolleginnen bin auch ich keine ausgebildete Ärztin, und ich bin nicht autorisiert, eine medizinische Diagnose zu stellen.

Viele werden sich den Titel dieses Buches anschauen oder die ersten Seiten durchblättern und das Buch kopfschüttelnd wieder ins Regal stellen. Mir selbst wäre es vor noch gar nicht langer Zeit ebenso gegangen. Ich erwarte nicht mehr und nicht weniger, als daß Sie sich erst dann ein Urteil bilden, wenn Sie sich etwas näher mit der Materie auseinandergesetzt haben. Ich weiß, daß diese Therapieform funktioniert, aber erwarte von niemandem, daß er oder sie das akzeptiert, ohne es zu hinterfragen. Jeder muß es für sich selbst herausfinden.

Ich möchte diese Einleitung mit der Fallstudie einer Patientin abschließen, die wir einmal „Frau X." nennen wollen.

Frau X. suchte meinen Rat, nachdem sie in ihrer rechten Brust einen Knoten entdeckt hatte. Zuerst wurde sie gefragt, ob sie ihren praktischen Arzt konsultiert hatte, was sie bejahte. Er hatte sie untersucht und ihren Befund bestätigt. Ein Termin im Krankenhaus wurde vereinbart, um eine Gewebeprobe zur Biopsie zu entnehmen. Frau X. entschied sich jedoch, den Termin nicht wahrzunehmen. Sie glaubte, daß der Knoten bösartig war und daß jeder Eingriff zu einer Vermehrung der bösartigen Zellen führen würde.

Nach einer langen Aussprache über ihre Entscheidung begannen wir eine Farbtherapie. Nach jeder Behandlung gab ich ihr eine Farb-Visualisierung und eine Affirmation als Übung mit, die sie zwei- oder dreimal täglich ausführte. Darüber hinaus gab ich ihr Empfehlungen bezüglich ihrer Ernährung und des Umgangs mit Streß.

Nach drei Monaten berichtete sie, daß der Knoten sich offenbar verkleinert hatte. Sie schöpfte daraus neue Hoffnung und die Kraft, die Behandlung fortzusetzen. Innerhalb der nächsten drei Monate wurde der Knoten immer kleiner und verschwand schließlich ganz. Frau X war überglücklich und ist nun von der Wirksamkeit der Farbtherapie voll und ganz überzeugt.

In *Licht auf Yoga* von B. K. Iyenger, wird die Frage gestellt: „Wer ist wirklich gesund?" Die Antwort lautet:

„Ein Mensch, der seine physische, mentale und spirituelle Persönlichkeit gut unter Kontrolle hat und versucht, die Energien seines Körper und seines Geistes mit der absoluten Energie des Universums zu verschmelzen, an einen solchen Menschen können sich andere mit ihren Sorgen und Nöten wenden, seien sie mental, physisch oder spirituell. Solche Menschen waren die alten Rishis, sie lebten völlig in der Gegenwart, ohne Vergangenes zu bedauern oder Angst vor der Zukunft zu haben."

Was für ein wundervoller Gedanke.

WAS IST FARBTHERAPIE?

Um diese Frage möglichst einfach zu beantworten: Farbtherapie ist die Behandlung einer Person mit Farbstrahlen mit dem Ziel, den Körper in einen harmonischen Zustand zu bringen und damit Gesundheit und Wohlbefinden herbeizuführen. Die Anwendung von Farben kann auf vielerlei Weise geschehen. Behandlungsmethoden werden in einem späteren Kapitel beschrieben.

Wie bereits erwähnt, spielt farbiges Licht in unserem Leben eine große Rolle. Wir sind ständig von farbiger Strahlung in vielerlei Form umgeben. Farben haben die Fähigkeit, Gefühle und Erinnerungen in uns wachzurufen. Sie sprechen ihre eigene Sprache. Wie oft haben Sie schon gesagt, jemand sei „grün vor Neid", habe eine „schwarze Seele", sei „rot vor Zorn", „sternhagelblau" oder „weiß wie ein Bettlaken"? Als Energie ist Farbe in der Lage, uns zu besänftigen, zu erregen, zu inspirieren, ins Gleichgewicht zu bringen und umzustimmen. Farben können ein Gefühl von Harmonie in uns erzeugen und heilend auf uns wirken. Sie betreffen uns auf allen drei Ebenen unseres Seins: Körper, Geist und Seele.

Farben sind sichtbares Licht. Am Anfang war die heilige Dunkelheit, und Gott sagte: „Es werde Licht". Aus der Dunkelheit kam das Licht, und das Licht gebar die Farben des Spektrums. Wir können dieses Phänomen beobachten, wenn wir das Sonnenlicht durch ein Prisma scheinen lassen. Das Prisma bricht das Licht und spaltet es in die acht Grundfarben auf: Rot, Orange, Gelb, Grün, Türkis, Blau, Violett und Magenta.

Wenn Sie ein Prisma direkt vor Ihre Augen halten und hindurchschauen, werden Sie sehen, daß alle Gegenstände um Sie herum von wunderschönen Farben umstrahlt sind.

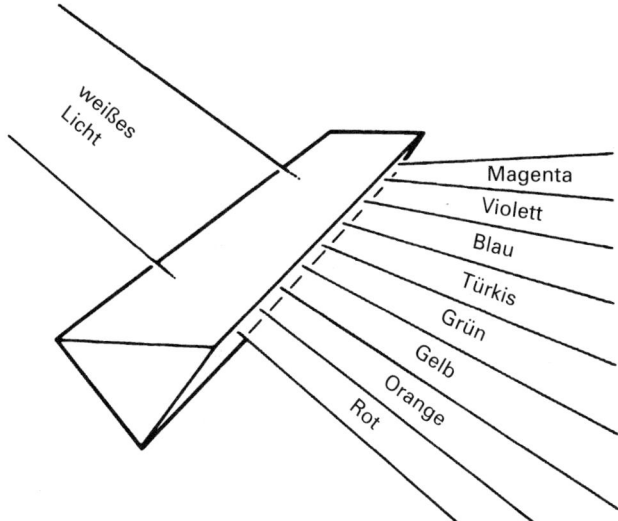

Die Brechung des Lichts durch ein Prisma

Das elektromagnetische Spektrum

Farbe ist eine Form von Strahlung, ein Teil des elektromagnetischen Spektrums. Das elektromagnetische Spektrum beginnt mit den Radiowellen, die eine niedrige Frequenz und lange Wellenlängen haben. Dann folgen die infraroten Strahlen, das sichtbare Licht, das ultraviolette Licht, Röntgenstrahlen, Gammastrahlen und kosmische Strahlen. In dieser Reihenfolge werden die Wellenlängen immer kürzer, und die Frequenz wird immer höher. Die kosmischen Strahlen haben die kürzeste Wellenlänge und die höchste Frequenz. Mit Ausnahme des sichtbaren Spektrums sind alle diese Strahlen für das menschliche Auge unsichtbar, werden aber (mit Ausnahme der kosmischen Strahlung, über die sehr wenig bekannt ist) in Naturwissenschaft und Medizin eingesetzt, teilweise mit erheblichen Nebenwirkungen. Das sichtbare Licht, das in der Mitte des elektromagnetischen Spektrums liegt, enthält die bekannten acht Farben. Es ist

kurze Wellen	hohe Frequenz
kosmische Strahlung	Radium-Strahlung
Gammasstrahlung	harte Röntgenstrahlung Grenzstrahlen
Röntgenstrahlung	Erythemstrahlung fluoreszierendes Licht
ultraviolettes Licht	Magenta Violett Blau Türkis Grün Gelb Orange Rot
sichtbares Licht	
	Hitzestrahlung photographische Strahlen
infrarotes Licht	Radiowellen (FM), Fernsehwellen, Radar Kurzwelle
Radiowellen	
lange Wellen	niedrige Frequenz

Das elektromagnetische Spektrum

nun keinesfalls so, daß diese Strahlen, nur weil wir sie sehen können, keine Auswirkungen auf unseren Organismus haben. Ebenso wie alle anderen Strahlen können sie uns auf sehr subtile Weise beeinflussen.

Die Wellenlänge des sichtbaren Lichts entspricht der Wellenlänge der Sonnenstrahlen, wenn sie mit maximaler Kraft auf die Erde treffen. Diese Wellenlänge liegt ungefähr zwischen vierhundert und siebenhundert Nanometern, wobei ein Nanometer ein Milliardstel Meter ist.

Wir sind Geschöpfe, deren Leben und Gesundheit sehr von der Sonne abhängig ist. Wir alle können sicher ein Lied davon singen, wie deprimiert und lethargisch man im Winter werden kann, wenn die Tage kurz sind und nur selten die Sonne scheint. Manche Menschen fallen fast in eine Art Winterschlaf.

Aus Ländern wie Finnland, Schweden und Norwegen, wo es in den langen Wintermonaten nur wenig Sonne gibt, ist bekannt, daß die Menschen leicht in Depressionen, Krankheit und Lethargie verfallen und Zuflucht im Alkohol suchen. Die Wirkung des Sonnenlichts auf den Körper wurde erforscht, und man stellte fest, daß Sonnenstrahlen Auswirkungen auf den Enzym- und Hormonhaushalt haben und oft dynamische Reaktionen im Körper hervorrufen. (Albert Szert-Gyorki, *Bioelectronics* / K. Martinek und I. V. Berezin, *Artificial Light-Sensitive Enzymatic Systems as Chemical Amplifiers of Weak Light Signals*)

Die alten Ägypter, Griechen und Römer nutzten das Sonnenlicht für Heilzwecke. Der griechische Historiker Herodot (484–424 v. Chr.) gilt als Begründer dieser Form des Heilens, die als „Heliotherapie" bekannt ist. Die Heliotherapie wurde erstmals in großem Stil von Bernard (1902) und Rollier (1903) in der Schweiz eingeführt. Dort wurde die heilende Wirkung des Sonnenlichts vor allem in Sanatorien zur Vorbeugung und Heilung von Tuberkulose eingesetzt. Eine der wirksamen Komponenten der Sonne ist die ultraviolette Strahlung. Die Heliotherapie hat sich darüber hinaus als hilfreich bei Ekzemen und anderen Hautproblemen erwiesen.

1981 entdeckte und benannte Dr. Normann E. Rosenthal eine eigentümliche Gesundheitsstörung, die als *Seasonal Affective Disorder* (etwa: jahreszeitlich bedingte Affektstörung) oder kurz SAD bekannt wurde. Dieses Krankheitsbild beginnt gewöhnlich zu Anfang des Winters und verschwindet im Frühling wieder. Es wird durch den Mangel an Sonnenlicht verursacht und betrifft viermal so viele Frauen wie Männer. Menschen mit SAD leiden unter teils schweren Depressionen und erhöhtem Appetit (mit einem Heißhunger auf Kohlehydrate). Sie nehmen zu, ziehen sich zurück, schlafen viel und verlieren ihr sexuelles Interesse. Es ist, als hielten sie eine Art Winterschlaf. Man nimmt an, daß die Krankheit durch einen zu hohen Anteil an Melatonin im Blut verursacht wird. Dieses Hormon wird von der Zirbeldrüse ausgeschüttet, die zwischen der Unterseite des Zerebrums und dem mittleren Hirn, direkt vor dem Kleinhirn liegt. Die Ausschüttung des Hormons in den Blutkreislauf

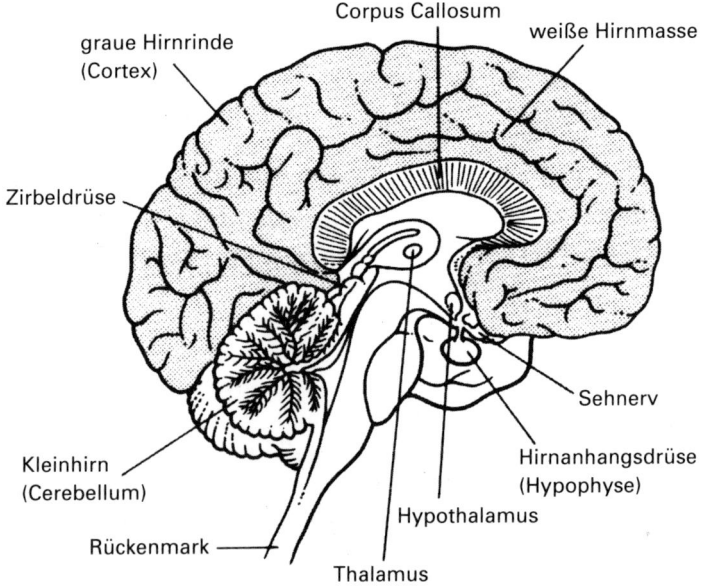

Die Struktur des Gehirns

beginnt nach Sonnenuntergang, und erst im Laufe der Nacht erreicht der Melatoninspiegel sein höchstes Niveau. Am Tage, besonders wenn die Sonne scheint, sinkt der Melatoninspiegel stark ab. Die Zirbeldrüse fungiert unter anderem als eine Art Belichtungsmesser und Timer für den Körper, der ihn mit den Jahreszeiten synchronisiert. Man hat festgestellt, daß Menschen, die unter SAD leiden, im Winter auch am hellichten Tage einen sehr hohen Melatoninspiegel im Blut haben. Das führt zu den beschriebenen Symptomen.

1980 entdeckten Dr. Alfred Lewry und Dr. Tomas Wehr, daß helles Licht die normalen nächtlichen Melatoninausschüttungen unterdrücken kann. Als Ergebnis dieser Entdeckung wurden SAD-Patienten mit Tageslichtlampen behandelt. Zu bestimmten Tageszeiten wurden besonders die Augen bestrahlt. Bei mehr als achtzig Prozent der so Behandelten trat eine Besserung ein. Mittlerweile ist dies eine gängige Behandlungsmethode, die jedoch nur von qualifizierten Farbtherapeuten und Ärzten, die sich auf die SAD-Behandlung spezialisiert haben, angewandt werden sollte.

Wenn man erkannt hat, wie wichtig die Sonne für unsere Gesundheit ist, und wenn man weiß, daß die Sonnenstrahlen dieselbe Wellenlänge haben wie das sichtbare Spektrum – zwischen 400 und 700 Nanometer – ist es nur logisch, daß eine Bestrahlung mit den acht Spektralfarben ähnlich auf uns wirkt wie eine Behandlung mit Tageslicht.

Das menschliche Auge und das sichtbare Licht

Wir nehmen das Licht durch unsere Augen wahr, die durch die knöchernen Fassungen, in denen sie sich drehen, vor Verletzungen geschützt sind. Unsere Augen verfügen über ein automatisches Fokussierungssystem und sind in der Lage, sich automatisch an helles oder düsteres Licht anzupassen.

Das Auge besteht aus dem Augapfel, einer Kugel von etwa zweieinhalb Zentimetern Durchmesser; der Sklera oder Lederhaut, der äußeren Schicht des Augapfels, die man als das Weiße sieht; der Cornea oder Hornhaut, dem durchsichtigen, leicht nach außen gewölbten Fenster; der Aderhaut oder Chorioidea; der mittleren Schicht des Augapfels, die hauptsächlich aus vernetzten Blutgefäßen besteht, die das Auge mit Nährstoffen versorgen; der Iris, einer Fortsetzung der Hornhaut, die dem Auge seine Farbe verleiht; der Pupille, dem Loch in der Iris, scheinbar schwarz, weil das Innere des Auges dunkel ist; und der Netzhaut oder Retina, der innersten Schicht. Die Netzhaut ist ein sehr dünnes, lichtempfindliches Gewebe auf der inneren Rückseite des Augapfels. Die Nerven der Netzhaut laufen in einem Bündel zusammen, dem Sehnerv. Die kristallklare Linse hängt frei schwebend dicht hinter der Hornhaut. Die Linse und die Struktur, in der sie aufgehängt ist, teilt das Auge in zwei Teile. Der größere Teil liegt hinter der Linse und ist mit einer durchsichtigen Flüssigkeit gefüllt, die sicherstellt, daß der Augapfel seine Form behält. Der viel kleinere Teil liegt zwischen Hornhaut und Linse und ist mit einer wäßrigen Flüssigkeit gefüllt.

Wenn Lichtenergie auf die Netzhaut fällt, wird sie in Nervenenergie umgewandelt, die uns „sehen" läßt. Die Netzhaut enthält Tausende von Nervenenden, die, je nach ihrer Form,

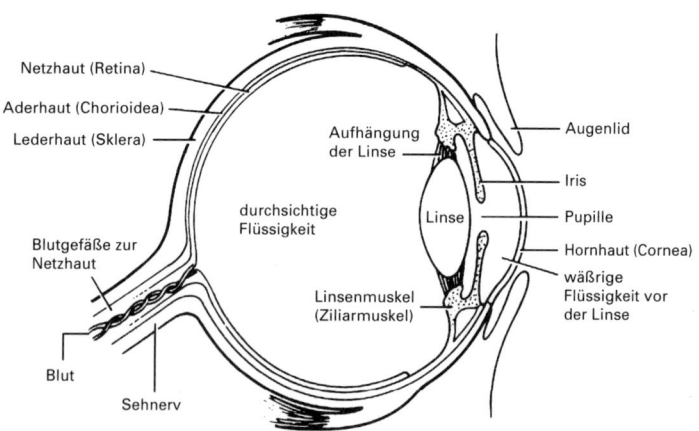

Querschnitt durch das Auge

„Zäpfchen" oder „Stäbchen" genannt werden. Die Zäpfchen sind individuell, die Stäbchen kollektiv mit Zellen vernetzt, die in Faserbündeln auslaufen, welche den Sehnerv bilden.

Das Sehen bei Nacht wird von den Stäbchen ermöglicht, die lichtempfindlicher sind als die Zäpfchen, aber dafür keine Farben und feine Details wahrnehmen können. Die Zäpfchen sind für das Sehen bei Tageslicht und für die Unterscheidung von Farben zuständig. Das Auge kann über siebeneinhalb Millionen verschiedene Farbtöne unterscheiden. Wenn jedoch nur eine einzige Gruppe von farbempfindlichen Zäpfchen auf der Netzhaut fehlt, kann ein Mensch bestimmte Farben nicht mehr von anderen unterscheiden und gilt als farbenblind. Farbenblindheit ist angeboren und betrifft Männer häufiger als Frauen. Die häufigste Form der Farbenblindheit ist die sogenannte „Rot-Grün-Schwäche", die es einem Menschen sehr schwer macht, zwischen Rot und Grün zu unterscheiden.

Wir nehmen Farben aber nicht nur durch unsere Augen auf, vielmehr ist unser ganzer Körper lichtempfindlich. Das elektromagnetische Feld, das jeden Menschen umgibt, ist ständig von wechselnden, vibrierenden Farben erfüllt. Jede Zelle unseres Körpers reagiert wie ein Auge, das Licht und Farben absorbiert, sobald sie daraufallen, genauso wie der Blutkreislauf die Inhaltsstoffe der Cremes und Öle absorbiert, mit denen wir uns einreiben.

Experimente mit Licht an Insekten, Fischen, Reptilien, Vögeln und Säugetieren werden seit geraumer Zeit mit bemerkenswerten Ergebnissen durchgeführt. Man hat herausgefunden, daß niedere Tiere, wie beispielsweise Süßwasserpolypen und Amöben, offenbar keine Farben sehen können, während Insekten, Fische, Reptilien und Vögel dies durchaus tun. Ebenso fehlt den meisten Säugetieren die Fähigkeit des Farbensehens, während Affen und Menschen sehr wohl Farben unterscheiden können. Die Wissenschaftler stimmen größtenteils überein, daß die Farbsichtigkeit von Insekten und Vögeln sich erheblich von der des Menschen unterscheidet. Bei einem Insekt reagieren die Augen auf das gelbe

Spektrum, aber nicht auf das rote, und sie sind empfindlich für Grün, Blau, Violett und Ultraviolett. Die meisten Vögel sind zwar blind für Blau, sehen aber mit bemerkenswerter Klarheit Rot. In einer Reihe von Experimenten hat ein Biologe namens Bissonette bewiesen, daß der Vogelflug und die Geschlechtszyklen der Vögel mehr von den Lichtverhältnissen als von den klimatischen Bedingungen abhängig sind.

Für das Wachstum und die Entwicklung von Pflanzen ist das sichtbare Licht essentiell notwendig. Versuche mit verschiedenfarbigem Licht haben gezeigt, daß die Wachstumsbedingungen von Pflanzen durch Farbe erheblich beeinflußt werden können. Einer der ersten, der Versuche auf diesem Gebiet machte, war der französische Biologe Ressier gegen Ende des achtzehnten Jahrhunderts. Im neunzehnten Jahrhundert stellte der Botaniker A. J. Pleasanton aus Philadelphia, USA, Theorien auf, die seine Zeitgenossen teils inspirierten, teils in Aufruhr versetzten. Eine dieser Theorien war, daß Weinreben, wenn sie unter Blaulicht aufwachsen, bereits im ersten und zweiten Wachstumsjahr sehr fruchtbar sind, während sie, wenn sie unter normalem Licht wachsen, erst nach fünf oder sechs Jahren dieselbe Fruchtbarkeit erreichen. 1895 behauptete ein anderer Forscher, C. Flammarion, daß Pflanzen unter rotem Licht besser wachsen. Er stellte fest, daß rotes Licht zwar größere Pflanzen, aber kleinere Blätter erzeugte. Er behauptete, daß Pflanzen unter blauem Licht schwach und unterentwickelt blieben. Andere Forscher, wie L. C. Corbett (1902), Fritz Schanz (1918), H. W. Popp (1926) und S. Johnston (1936) stellten ebenfalls Theorien über die Wachstumsunterschiede von Pflanzen unter verschiedenfarbigem Licht auf. Ein zeitgenössischer Wissenschaftler, Theophilus Gimbel, Begründer des *Hygeia College of Colour Therapy*, hat seine Forschungsergebnisse in einem Buch festgehalten: *Healing Through Colour* (Heilen mit Farben). Seine Experimente zeigten, daß Pflanzen, die unter Rotlicht wuchsen, verkümmerte kleine Blätter bekamen. Grünes Licht erzeugte brüchige, schwache Pflanzen, aber unter blauem Licht wuchsen gut entwickelte

Pflanzen mit kräftigen Blättern heran. Möglicherweise hat jede Pflanzengattung ihre eigene Reaktion auf die einzelnen Farben des Spektrums.

Die acht Spektralfarben

Jede der acht Spektralfarben hat ihre eigene Schwingungsfrequenz, ihre eigenen negativen und positiven Attribute und ihre Komplementärfarbe. Wenn Sie wissen wollen, warum bestimmte Farben zur Heilung von Zivilisationskrankheiten eingesetzt werden können, sollten wir uns zunächst jede einzelne Farbe genau anschauen. In einigen Formen der Farbtherapie wird immer auch die Komplementärfarbe der Farbe eingesetzt, mit der die Behandlung durchgeführt wird.

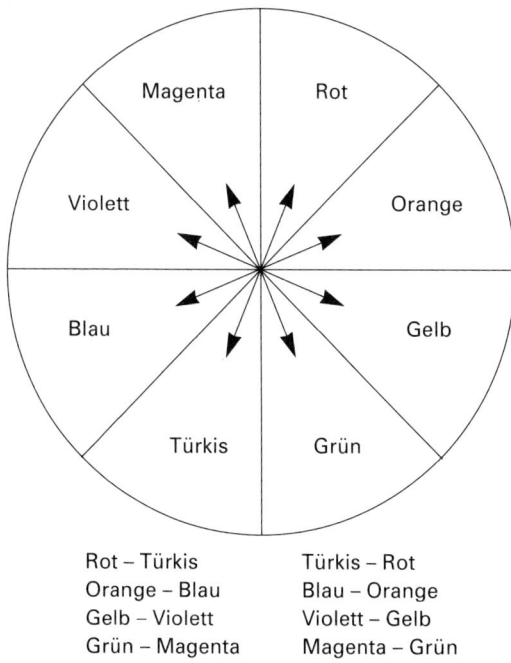

Farben und Komplementärfarben

Rot

Diese Farbe hat die langsamste Schwingungsrate und die größte Wellenlänge aller sichtbaren Farben. Wie alle Farben verfügt sie über ein eigenes Spektrum an Schattierungen, das von einem tiefen Dunkelrot bis zu einem blassen Rosa reicht. Die hellen, transparenten Schattierungen einer Farbe enthüllen ihre positiven Aspekte, während die dunklen und trüben Töne ihre negative Seite zeigen. Da zur Heilung nur die positiven Aspekte eingesetzt werden, ist es nicht nötig, weiter auf die negativen Seiten einzugehen.

Rot steht symbolisch für Leben, Kraft und Vitalität, Eigenschaften, die ich mit männlicher Energie in Verbindung bringe. In seinem Buch *The Seven Keys to Colour Healing* (Die sieben Schlüssel zur Heilung mit Farben) bezeichnet Ronald Hunt diese Farbe als den „großen Energiespender" und „Vater der Lebenskraft". Laut Hunt spaltet Rot Eisensalzkristalle im Blut in Eisen und Salz auf. Die roten Blutkörperchen absorbieren das Eisen, und das Salz wird durch die Nieren und die Haut ausgeschieden. Das macht Rot zu einer guten Farbe, um Anämie oder Eisenmangel zu behandeln.

Rot erhöht die Körpertemperatur und regt den Kreislauf an. Aus diesem Grund eignet es sich auch zur Behandlung von Lähmungen.

Wegen seiner stark energetischen und anregenden Wirkung wird Rot jedoch nicht sehr oft in der Therapie eingesetzt, besonders wenn es um Angst oder emotionale Störungen geht.

In Zusammenwirkung mit der Komplementärfarbe Türkis kann Rot gegen Erkältungen helfen. Rot vermehrt den Blutzufluß in die Körperregion, die mit den angreifenden Bakterien zu kämpfen hat, und Türkis hilft, die Entzündung zu lindern und zu reinigen.

Kleine Kinder lieben Rot und werden davon angezogen, weil es eine bodenständige, irdische Farbe ist. Bis zur Pubertät sind Kinder damit beschäftigt, ihre Wurzeln in der Erde zu schlagen, und Rot ist die Farbe, die ihnen dabei hilft.

Orange

Orange steht symbolisch für die weibliche Schöpfungsenergie. Sie ist sanfter als die dynamische, männliche Energie von Rot, ergänzt sich jedoch gut mit dieser. Es ist daher wichtig, daß sich diese beiden Energien in Harmonie miteinander befinden. Orange liegt zwischen Rot und Gelb und beeinflußt daher sowohl die körperliche Vitalität als auch den Intellekt.

Orange ist die Farbe der Freude und des Glücks. Sie hilft uns, eine Balance zwischen unserem physischen und unserem mentalen Körper herzustellen. Sie befreit unsere Gedanken und Gefühle, vertreibt alle Schwere und hilft dem Körper, sich natürlich und freudig zu bewegen.

Orange bewirkt Veränderungen in der biochemischen Struktur, die helfen können, Depressionen zu vertreiben. Es kann also eingesetzt werden, um Menschen zu helfen, die unter manischen Depressionen leiden oder selbstmordgefährdet sind.

Das orangene Spektrum wird auch zur Behandlung von Nieren- und Gallensteinen eingesetzt. Häufig entstehen solche Steine durch unsere eigene Bitterkeit und unseren Haß auf andere oder auf das Leben im allgemeinen. Orange hat sich auch bei chronischer Bronchitis als nützlich erwiesen und kann bei regelmäßiger Anwendung Schleimansammlungen und Husten lösen. Orange hat darüber hinaus eine krampflösende Wirkung und wird daher gegen Muskelkrämpfe und Spasmen angewandt.

Gelb

Gelb symbolisiert Geist und Intellekt. Es steht für die Macht der Gedanken und der Klugheit und regt die Gedankentätigkeit an. Gelb ist auch die Farbe der Losgelöstheit. Sie kann uns helfen, Gedanken, Gefühle und Angewohnheiten loszulassen, von denen wir wie besessen sind. Gelb kann wirksam sein, wenn es während eines Beratungsgesprächs eingesetzt wird, weil es die Schwächen eines Menschen offenlegen und helfen kann, tiefsitzende Probleme zu lösen.

Das gelbe Spektrum enthält magnetische Ströme, die inspirierend und anregend sind. Sie stärken die Nerven und regen eine Gedankentätigkeit auf hohem Niveau an. Gelb aktiviert die Motorik des physischen Körpers und erzeugt Energie in den Muskeln. Wenn irgendeinem Körperteil die Energie dieser Farbe fehlt, kann sich das in einer vollständigen Lähmung äußern. Daher ist Gelb eine gute Farbe, um solche Zustände zu heilen.

Gelb stärkt die Oberfläche der Haut, reinigt die Haut und heilt Narben und andere Störungen wie beispielsweise Ekzeme. Darüber hinaus wird es bei allen rheumatischen und arthritischen Befunden eingesetzt, weil es hilft, die Kalkablagerungen in den Gelenken aufzulösen.

Grün

Die Farbe Grün ist in der Mitte des Spektrums angesiedelt, weder auf der warmen noch auf der kalten Seite. Sie ist die Farbe der Balance, der Harmonie und der Sympathie und besitzt daher die Kraft, die negativen und die positiven Energien eines Menschen auszugleichen. Darüber hinaus kann sie die drei Aspekte des menschlichen Wesens, Körper, Geist und Seele, ins Gleichgewicht bringen und damit Ganzheit erzeugen.

Grün hat antiseptische Eigenschaften und wird aus diesem Grunde bei Infektionen eingesetzt. Darüber hinaus kann Grün bei Vergiftungen und bei einigen Herzkrankheiten angewendet werden.

Experimente, die in den USA von Dr. William Kelly angestellt wurden, haben gezeigt, daß grünes Licht embryonale Zellstrukturen auflösen kann. Schwangere Frauen sollten daher niemals mit diesem Licht behandelt werden. Kelly vertritt die Auffassung, daß Krebszellen der Zellstruktur embryonaler Zellen sehr ähnlich sind, mit dem Unterschied, daß das Embryo in seinem Wachstum einem genetischen Muster folgt und der Krebs kein Muster hat, an das er sich halten kann, und daher unerwünschte Tumore im Körper bildet. Auf dieser Erkenntnis aufbauend, werden Grün und seine Komplementärfarbe Magenta zur Heilung bösartiger Tumore eingesetzt.

Barry Lynes behauptet in seinem Buch *The Healing of Cancer* (Die Heilung von Krebs), daß der Krebserreger bereits in den zwanziger Jahren von Thomas J. Glover als winzige Bakterie von der Größe eines Virus identifiziert wurde. Weiter berichtet er, daß Mitte der dreißiger Jahre Dr. W. M. Crofton in Irland dieselbe oder eine ähnliche Mikrobe als Verursacher von Krebs entdeckt hat. Dies sieht er als Beweis dafür an, daß Strahlungstherapien, Medikamente und chirurgische Eingriffe den Krebs nicht heilen können, weil diese Methoden ungeeignet sind, um die Bakterie, die ihn hervorgerufen hat, zu beseitigen. Die schulmedizinischen Autoritäten in den USA haben sich jedoch geweigert, seine Forschungsergebnisse zu veröffentlichen.

Türkis

Türkis wird normalerweise überhaupt nicht mit den Spektralfarben in Zusammenhang gebracht. Die heilende Wirkung dieser Farbe besteht darin, daß sie das Immunsystem kräftigt. Unsere Immunabwehr hängt im wesentlichen von der Funktionsfähigkeit unseres lymphatischen Systems ab. Dieses besteht aus Lymphgefäßen, in denen Lymphe und Gewebeflüssigkeit zuerst zu Lymphknotengruppen transportiert wird, die überall im Körper verteilt sind, und dann in den Blutkreislauf. Diese Lymphknoten produzieren ebenso wie das übrige lymphatische Gewebe (wie zum Beispiel in der Milz und in den Mandeln) Lymphozyten, die verschiedene Funktionen haben. Sie produzieren Antikörper und wehren fremde und anormale Zellen ab.

Wegen seiner kräftigenden Wirkung auf das Immunsystem wird Türkis bei Infektionen, Blutvergiftungen und allgemein zur Wundheilung eingesetzt. Eine Stärkung des Immunsystems durch Behandlung mit Türkis kann unter günstigen Umständen zu einer gesteigerten Lebenserwartung bei AIDS-Kranken führen.

Blau

Blau ist die Farbe, die Inspiration, Hingabe, Frieden und innere Ruhe symbolisiert. Es ist daher eine ausgezeichnete Farbe für Räume, in denen meditiert und geheilt wird.
 Blau erzeugt ein Gefühl von Weite. Daher nennt man es häufig eine „kalte" Farbe. Die eigentliche Temperatur wird jedoch von der Farbe nicht beeinflußt. Blau ist eine Farbe, die die Dinge verlangsamt und den Eindruck räumlicher Ausdehnung erweckt. Daher wird ein Raum, der blau gestrichen ist, immer größer wirken, als er in Wirklichkeit ist.
 Blau ist eine nützliche Farbe, um Verspannungen, Angst, Herzklopfen und Schlaflosigkeit zu behandeln. Blau lindert Entzündungen und wirkt gegen Kehlkopf- und Mandelentzündungen, Halsschmerzen und Gicht. Ebenso nützlich ist es bei Schock, Insektenstichen und Kopfschmerzen.
 Wenn Blau zusammen mit seiner Komplementärfarbe Orange angewendet wird, erzeugt es einen Zustand stiller Freude.

Indigo

Diese Farbe ist eine Kombination aus Tiefblau mit einem Schuß Rot. Sie wird kaum zum Heilen verwendet und gehört auch nicht zu den acht Hauptfarben des Spektrums. Allerdings steht sie in Verbindung mit dem sechsten Chakra, auf das wir später noch eingehen werden. Indigo hilft, den geistigen Horizont zu erweitern und den Geist von Ängsten und Zwängen zu befreien. Wegen ihrer Verbindung mit den Gedanken kann diese Farbe uns psychisch stark beeinflussen und gleichzeitig eine starke Wirkung auf mentale Beschwerden haben.

Indigo wird mit Augen und Ohren assoziiert und daher bei Erkrankungen dieser Organe eingesetzt. Wegen seiner Nähe zum blauen Spektrum kann Indigo auch bei Halsbeschwerden hilfreich sein. Mary Anderson, die Verfasserin des Buches *Colour Healing* (Heilen mit Farben), beschreibt Indigo als ein hochwirksames Anästhetikum, das völlige Unempfindlichkeit gegen Schmerzen ohne Verlust des Bewußtseins erzeugen kann.

Violett

Diese Farbe bezieht sich auf Spiritualität, Selbstwertgefühl und Würde. Das strahlende Violett kann einen Menschen, der darauf vorbereitet ist, in einen höheren Bewußtseinszustand erheben. Auf dieser Ebene spirituellen Bewußtseins wird die Farbe zum letzten Tor, durch das man gehen muß, um mit dem wahren Selbst oder dem inneren göttlichen Wesen vereint zu werden.

Violett ist in der Lage, eine schwache Zellstruktur zu kräftigen und Energie wiederherzustellen. Diese Farbe wird häufig von jenen Menschen gebraucht, die ihre Gedanken, Gefühle oder ihren Körper nicht wertschätzen und nicht imstande sind, sich selbst zu lieben.

Violett hat auch mit Einsicht zu tun. Es ist eine inspirierte Farbe, und Musiker, Dichter und Maler haben berichtet, daß sie sich in den inspirierendsten Momenten ihres Lebens in einer überwiegend violetten Umgebung befanden.

Violett ist eine sehr nützliche Farbe, um psychische Störungen wie innere Gespaltenheit und Uneinigkeit mit sich selbst zu behandeln. Auch hilft es bei Ischias, Kopfhautproblemen und allen Störungen, die mit dem Nervensystem zu tun haben.

Magenta

Diese Farbe hilft uns loszulassen. Auf geistig-körperlicher Ebene ermöglicht sie uns, Vorstellungen und fixe Ideen aufzugeben. Wir halten oft an Ideen und Konditionierungen fest, die ihren Ursprung in unserer Kindheit und Jugend haben und eigentlich überhaupt nicht mehr angebracht sind. Dadurch werden wir starr und unbeweglich und können nicht mehr wachsen und uns weiterentwickeln. Dies kann zu Frustration und Angst und schließlich sogar zu psychischen Problemen führen. Den meisten Menschen fällt es sehr schwer, loszulassen und mit den Gezeiten des Lebens zu schwimmen, denn das würde inneren Wandel erfordern, und jeder Wandel bringt Unsicherheit und Ungewißheit mit sich.

Wenn wir loslassen und uns von den Energien des Lebens treiben lassen wollen, müssen wir unsere Gewohnheiten aufgeben. Das kann für unsere Persönlichkeit sehr beunruhigend sein, aber für unseren Geist ist es die reinste Seligkeit. Er kann nun ungehindert die Vision verfolgen, die er hatte, bevor er in einen physischen Körper inkarniert wurde. Sobald wir in einen physischen Leib eingetreten sind, geht unseren gewöhnlichen Sinnen diese Vision verloren, aber der Geist erinnert sich daran und wird um jeden Preis versuchen, sie zu verwirklichen.

Auf der emotionalen Ebene kennzeichnet Magenta das Loslassen von Gefühlen, die nicht mehr relevant sind. Möglicherweise versuchen wir noch immer, an einer Beziehung festzuhalten, der wir längst entwachsen sind. Oder wir versuchen, eine vergangene Situation noch einmal neu zu erleben. Wenn wir jedoch lernen und wachsen wollen, müssen wir imstande sein, die Vergangenheit loszulassen. Das ist nicht leicht.

Wenn Magenta in ein sehr blasses Violett verschwimmt, ist es zur Farbe der spirituellen Liebe geworden. Diese Farbe wird hauptsächlich zur Heilung emotionaler Verletzungen verwendet. Wer zum Beispiel unter einem „gebrochenen Herzen" leidet, könnte gut mit dieser Farbe behandelt werden.

Magenta ist die Komplementärfarbe von Grün und kann daher als zweite Farbe eingesetzt werden, um bösartige Tumore zu behandeln. Gelegentlich riet mir meine Intuition, bei der Behandlung von Krebspatienten zuerst Magenta und dann Grün zu verwenden, was sich dann auch als richtig erwies. Magenta kann auch zur Behandlung von gutartigen Zysten, gegen Ohrensausen und bei bestimmten Augenproblemen eingesetzt werden.

Die Information in diesem Kapitel soll nur eine Basis sein, auf der wir aufbauen können. Wie ich bereits sagte, ist jeder von uns ein einzigartiges Individuum, und was die „Norm" ist, funktioniert noch lange nicht für alle Menschen. Das gilt im übrigen auch für die allopathische Medizin. Medikamente, die gegen bestimmte Krankheiten verschrieben werden, wirken zwar in der Mehrzahl der Fälle, aber für einige Menschen muß eine alternative Medikation gefunden werden. Wenn wir uns auf dem Feld der begleitenden Therapien bewegen, insbesondere bei der Arbeit mit Farben, müssen wir lernen, zu hören und unserer Intuition zu vertrauen.

DIE GESCHICHTE DER FARBTHERAPIE

Wir wollen einmal zurück in die Vergangenheit reisen, soweit unsere Erinnerung uns trägt, bis zurück in vorgeschichtliche Zeiten.

Die Menschen in grauer Vorzeit gingen auf die Jagd, um ihr Überleben zu sichern, lebten in Höhlen und kommunizierten auf völlig andere Weise als wir es heute tun. Sie lebten inmitten der Natur und wurden vom Wechsel der Jahreszeiten und von den Unbilden des Wetters beherrscht. Für sie war der Ablauf der Zeit durch die Phasen von Sonne und Mond geprägt. Wenn zum Tagesanbruch die Morgendämmerung heraufzog, begannen sie zu arbeiten und sich um die Beschaffung ihrer Nahrung zu kümmern. Wenn es dunkel wurde, gingen sie schlafen. Ein Großteil seiner Zeit verbrachte der Mensch der Frühzeit im Freien, wobei das Sonnenlicht seine Erfahrungswelt und sein Leben entscheidend prägte. Ganz im Gegensatz zu unseren Vorfahren verbringen wir heute einen Großteil unserer Zeit in geschlossenen Räumen, abgeschnitten von der wohltuenden und heilenden Wirkung des natürlichen Tageslichtes. Viel zu häufig sind wir den schädlichen Wirkungen des künstlichen Lichts ausgesetzt.

Durch seine enge Verbindung zur Natur absorbierte der Mensch der Vorzeit die Lebendigkeit der Farben und atmete sie förmlich ein. Es wird bezweifelt, ob er überhaupt in der Lage war, Farben zu sehen. Anthropologen glauben, daß die Fähigkeit, Farben zu sehen, bei den Menschen der Vorzeit überhaupt noch nicht vorhanden war und sich erst auf einer späteren Entwicklungsstufe herausbildete. Demnach erkannte der prähistorische Mensch, daß die Sonne für sein Leben wichtig war und verehrte sie wegen ihrer wichtigen Rolle innerhalb der Schöpfung.

Als der Mensch sich weiterentwickelte und begann, Farben zu sehen, brachte er sie mit mystischen und übernatürlichen Dingen in Verbindung. Er wußte wenig über die Vorgänge in seinem Kosmos, und sein Überleben hing im wesentlichen davon ab, wie harmonisch er sich den Naturkräften anpassen konnte. Was wir heute als Aberglaube bezeichnen, machte einen Großteil seines Weltbildes aus.

Seit undenklichen Zeiten hat der Mensch in den Himmel geschaut in der Überzeugung, sein Schicksal würde von den göttlichen Mächten am Sternenhimmel beherrscht. Bereits über zweitausend Jahre vor Christus war die Astrologie eine bedeutende Wissenschaft. Die sieben Hauptplaneten symbolisierten die Mischung und das Zusammenwirken aller wesentlichen Kräfte des Universums und der Natur, und jedem dieser Planeten wurde eine Farbe zugeschrieben. Die Sonne bekam die Farbe Gold, der Mond die Farbe Silber. Schwarz wurde dem Saturn zugeschrieben, Blau dem Jupiter, Rot dem Mars, Grün der Venus und Orange dem Merkur.

Der Gebrauch von Farben ist wahrscheinlich eine der frühesten Formen der Therapie. Unsere Vorfahren wußten vermutlich genau, wie sie von den Farben, die sie in der Natur vorfanden, beeinflußt wurden. Sie hatten engen Kontakt zu den Schwingungen der lebendigen Farben in ihrer Umwelt und nahmen außerdem Farben in Form der Speisen auf, die sie aßen.

Im sagenhaften Atlantis sollen mentale, physische und emotionale Krankheiten mit Farben geheilt worden sein, die von Kristallen ausstrahlten. Frank Alpen schreibt in *Exploring Atlantis* (Die Erkundung von Atlantis), daß die Atlantier einen Tempel hatten, den sie den „Großen Tempel des Heilens" nannten. Um in den Tempel zu kommen, mußte man zwölf Stufen hinaufsteigen und zwischen zwölf Säulen hindurchgehen, sechs auf jeder Seite. Dann stand man in einem kreisrunden Raum, dem eigentlichen Tempel, dessen Deckengewölbe aus mosaikartig angeordneten Kristallen bestand. Wenn das Licht durch das Kristallgewölbe fiel, bildeten sich außerordentlich schöne farbige Muster. Rund um den Zentralraum lagen mehrere einzelne Räume, die Heilzwecken dienten. Um in einen dieser Räume zu kommen, mußte der Patient eine kristallene Pforte passieren, die mit einem Lichtstrahl in der gewünschten Farbfrequenz aktiviert wurde. Die Räume wurden nicht nur zur Heilung von Krankheiten verwendet, sondern auch zur Heilung von Beziehungen, für Geburten und um der Seele den Übergang von diesem zum nächsten Leben zu erleichtern.

Auch die alten Ägypter hatten gesonderte Räume in ihren Tempeln, die der Heilung dienten. Diese Räume waren so konstruiert, daß das Licht sich in sämtliche Farben des Spektrums aufspaltete, sobald die Sonne hineinschien. Man nimmt an, daß jeder, der in den Tempel kam, um geheilt zu werden, sich zuerst einer „Farbendiagnose" unterzog und dann in einen Raum gebracht wurde, der die verschriebene Farbe ausstrahlte. Auch die Ägypter behandelten ihre Patienten mit Edelsteinen, in dem Glauben, daß diese die konzentrierten und reinen Farben des Universums enthalten.

Die religiöse Symbolik der Farben

Viele Kulturen und Religionen, von den ältesten Zivilisationen bis heute, betrachteten Farben und Licht als Ursprung der Schöpfung – die göttliche Quelle, aus der alle Dinge erschaffen wurden. Aus diesem Grund werden Farben den Göttern zugeschrieben, finden in Zeremonien Anwendung und spielen eine wichtige Rolle in der Mystik und in der Alchimie.

Schwarz

In der indischen Philosophie wird die Farbe Schwarz mit dem dunklen Aspekt der Großen Mutter assoziiert, der als Kali, „die Schwarze", bekannt ist. Die nordamerikanischen

Indianer beziehen die Farbe Schwarz auf den Norden und die Nacht im Gegensatz zum Rot des Tages. Der Buddhismus sieht im Schwarz das Dunkel der Unfreiheit. Für die Chinesen ist Schwarz der Norden, der Winter, das Wasser und gehört zur Schildkröte – einem der vier spirituell begabten Tiere. Für Christen beschwört Schwarz die Vorstellung des Bösen und der Hölle herauf. Einer der Namen für Satan ist „der Fürst der Finsternis". Schwarz ist auch die Farbe der Trauer. Bei der Totenmesse trägt der Priester ein schwarzes Meßgewand. Im Gegensatz dazu verbanden die Ägypter diese Farbe mit Wiedergeburt und Auferstehung. Im Hinduismus entspricht die Farbe Schwarz *Tamas*, der untersten der drei *Gunas* oder Grundeigenschaften alles Seienden, die sich in Form von Trägheit oder Dunkelheit äußert. Alchimisten sehen Schwarz als die Abwesenheit aller Farben an und als kennzeichnend für die erste Stufe der Auflösung, während die Numerologie Schwarz mit der Zahl Acht gleichsetzt, und Astrologen diese Farbe mit dem Planeten Saturn in Verbindung bringen. Die Farbe Schwarz hat einen düsteren Beigeschmack, wenn man sie mit Magie und der negativen Seite der Hexerei in Zusammenhang bringt.

Braun

Braun ist die Farbe, die man der Erde zuschreibt und die die Hindus mit dem Norden verbinden. Das Christentum verwendet Braun, um die Entsagung der Welt zu symbolisieren. Aus diesem Grunde tragen einige Ordensleute, wie zum Beispiel die Franziskaner, braune Kutten.

Grau

Grau ist eine neutrale Farbe, die gelegentlich mit Trauer in Verbindung gebracht wird. Für Christen symbolisiert diese Farbe die körperliche Enthaltsamkeit, deren Ziel die Unsterblichkeit der Seele ist. Auch hier ist dies der Grund, aus dem bestimmte religiöse Gemeinschaften, wie der Orden vom Heiligen Kreuz, Grau in ihren Gewändern tragen.

Rot

In den meisten Kulturen steht Rot für das männliche Prinzip. Es symbolisiert die Sonne und alle Kriegsgötter. Wenn die Statue eines Gottes rot angemalt ist, zeigt das oft ihre übernatürliche Kraft oder ihre Verbindung zur Sonne. Für die amerikanischen Indianer bedeutet Rot Freude und Fruchtbarkeit. Für sie ist es der Gegensatz zum Schwarz der Nacht. Für Buddhisten ist Rot die Farbe der Aktivität, Kreativität und des Lebens, auch bekannt als *Rajas*, die zweite *Guna*. Für die Kelten hatte die Farbe Rot genau die entgegengesetzte Bedeutung. Sie brachten sie mit Tod und Unglück in Verbindung. Die Chinesen betrachten Rot als die glücklichste aller Farben. Für sie repräsentiert sie die Sonne und den Phoenix, ein universelles Symbol der Wiederauferstehung und Unsterblichkeit, des Todes und der Wiedergeburt im Feuer. Im Christentum ist Rot die Farbe der Märtyrer. Sie symbolisiert das inspirierende Feuer, das zu Pfingsten in Form von Zungen über die Jünger kam, sowie das Leiden Christi. An den Festtagen der Märtyrer und zu Pfingsten trägt der Priester ein rotes Gewand.

Die Ägypter glaubten, daß die Farbe Rot im Herbst und am Nachmittag am stärksten war. Rot ist eine der Farben, die man Osiris zuschrieb (die andere ist Grün). Osiris wurde ursprünglich als der Gott der Natur verehrt, als Verkörperung des Geistes der Vegetation, der mit der Ernte stirbt und im Frühling wiedergeboren wird. Später wurde Osiris auch als Gott der Toten verehrt.

In der griechischen Philosophie war Rot die Farbe von Phoebus, dem Sonnengott, und von Aries, dem Kriegsgott, der später mit dem römischen Gott Mars identifiziert wurde. Priapus, ein früher Gott, der die männliche Fortpflanzungskraft personifizierte, war als der „Rote Gott" bekannt. Rot wird auch Apollo zugeschrieben, dem griechischen Gott des Gesanges und der Musik, der gelegentlich auch als Sonnengott verehrt wurde. Die Römer brachten die Farbe Rot mit Mars in Verbindung, dem Gott des Krieges und der Landwirtschaft. Der rote Mohn war Ceres geweiht, der römischen Göttin der Natur. Entsprechend assoziiert die semitische Religion Rot mit Baal, dem Sonnengott.

Orange

Die Symbolik der Farbe Orange scheint in China und Japan verwurzelt zu sein. Diese Kulturen sehen sie als die Farbe der Liebe und des Glücks, was sie durch die „Fingerzitrone" zum Ausdruck bringen. Die Zitrone ist eine der drei heiligen Früchte Chinas, und die „Fingerzitrone" ähnelt einer Hand Buddhas.

Gelb

Im Buddhismus ist Gelb eine heilige Farbe. Buddha wird gelegentlich mit einer gelben Robe dargestellt, und die Roben vieler buddhistischer Mönche sind safrangelb. Hier steht die Farbe Gelb für Entsagung, Leidenschaftslosigkeit und Bescheidenheit, während Goldgelb in Indien auch oft als Farbe des Lichts, des Lebens, der Wahrheit und Unsterblichkeit gilt. Für die amerikanischen Indianer bedeutet Gelb der Westen und die untergehende Sonne. Die Chinesen schreiben Gelb dem Mondhasen zu, einem Tier, das allen Mondgottheiten zur Seite gestellt wird und das für Wiedergeburt, Verjüngung, Auferstehung, Intuition und „Licht in der Dunkelheit" steht. Der Hase ist ein *Yin*-Tier und steht daher in Einklang mit den weiblichen *Yin*-Kräften. Im Christentum wird Gelb mit Heiligkeit und Göttlichkeit assoziiert. Es ist die Farbe, die an den Festtagen der Bekenner getragen wird.

Grün

Grün ist neben Rot die Farbe des Osiris. Osiris, der beliebteste aller Götter im alten Ägypten, gilt als Bezwinger des Todes und als Richter über die Seelen der Verstorbenen, die sich, wenn sie es verdient hatten, mit ihm vereinigen und damit das ewige Leben erlangen konnten. Das Leiden, Sterben und die Auferstehung des Osiris wurden über fünftausend Jahre lang als symbolisches Drama in den Mysterienschulen Ägyptens inszeniert. Im Buddhismus gilt das zarte Grün des Frühlings als die Farbe des Lebens, wohingegen das blassere Grün das Reich des Todes und alles, was mit dem Tod in Zusammenhang steht, symbolisiert. Die Kelten ordneten die Farbe Grün der Erdgöttin Bridget zu, und in China wird Grün mit dem Osten sowie mit den Elementen Holz und Wasser in Verbindung gebracht. Im Christentum ist Hellgrün die Farbe der Unsterblichkeit und der Hoffnung; sie steht für das Wachsen des Heiligen Geistes im Menschen, für das Leben und den Triumph über den Tod sowie für das Nahen des Frühlings nach einem langen Winter. Im Mittelalter wurde Grün zur Farbe der Dreifaltigkeit und der Erscheinung des Herrn. Im Islam ist Grün eine sehr heilige Farbe. Die Alchimisten verwendeten Grün in den Darstellungen des Löwen und des Drachen, die den Beginn des „Großen Werkes" symbolisieren. Die Lehren des Hermes Trismegistus wurden angeblich auf einer grünen Smaragdtafel aufgezeichnet. Die wichtigste Aussage dieses Textes lautet: „Das Ding, welches in der Höhe ist, gleicht dem Ding, welches in der Tiefe ist".

Blau

Himmelblau ist die Farbe der Großen Mutter, die in vielen Religionen als „Königin des Himmels" verehrt wird. In allen Religionen wird die Farbe Blau den Göttern und Mächten zugeschrieben, die mit dem Himmel in Verbindung stehen. Die amerikanischen Indianer bringen Blau mit dem Himmel und dem Frieden in Verbindung, während diese Farbe für die Buddhisten die Kühle des blauen Himmels in der Höhe und der rauschenden Gewässer in der Tiefe zum Ausdruck bringt. Im Hinduismus wird Indra, der Herrscher des Himmels, mit einem blauen Gewand dargestellt. Bei den Chinesen steht Blau für das Himmelsgewölbe, aber auch für den Frühling und für den Wald. Im Christentum ist es die Farbe, die der Jungfrau Maria zugeordnet wird, der Himmelskönigin und Mutter Gottes. Die Christen verbinden diese Farbe mit der himmlischen Wahrheit und der Ewigkeit. Zeus, der griechische Himmelsgott, steht ebenfalls mit der Farbe Blau in Verbindung. Er wurde von den Römern in Jupiter umbenannt, was soviel heißt wie „Vater des Tages". Sein weibliches Gegenstück, Hera, wurde als Himmelsgöttin verehrt und von den Römern in Juno umbenannt. Die Römer schrieben die blaue Farbe auch Venus zu, der Göttin der Schönheit und des Wachstums in der Natur, deren Eigenschaften später mit denen von Aphrodite vermischt wurden, wodurch sie zur Patronin über die menschliche Liebe wurde.

Purpur und Violett

Purpur steht für königliche und priesterliche Hoheit. Im Christentum ist es die Farbe, die Gott, dem Vater, zugewiesen und in Zeremonien während der Fasten- und Adventszeit getragen wird. Die Römer verbanden diese Farbe mit Jupiter in seiner Eigenschaft als Gott des Donners, des Regens und des Sturms. Auch die Farbe Violett wurde Jupiter zugeschrieben.

Im Christentum wird Violett der priesterlichen Autorität zugeordnet. Es ist die Farbe der Wahrheit, des Fastens und der Entsagung. Gelegentlich wird Violett auch als die Farbe der Maria Magdalena angesehen.

Gold

Gott als unerschaffenes Licht und göttliche Macht wird durch die Farbe Gold symbolisiert. Diese Farbe wird mit allen Sonnengöttern in Zusammenhang gebracht sowie mit den Göttern und Göttinnen, die mit dem Reifen der Ernte zu tun haben. Das weibliche Gegenstück und die komplementäre Energie zu Gold ist Silber, die Farbe des Mondes. Zeus hält eine goldene Schnur, die Schnur, an der das Universum hängt. Athene, seine Tochter, trägt der Überlieferung nach eine goldene Robe. In der Alchimie gilt das Gold als die Essenz der Sonne, als das edelste Metall. Die Verwandlung unedler Metalle in Gold steht symbolisch für die Transformation der Seele. Die alten Ägypter schrieben die Farbe Gold dem Sonnengott Ra zu. Für die Hindus bedeutet Gold Unsterblichkeit, Licht und Wahrheit. Es wird mit Agni, dem Gott des Feuers, assoziiert. Die Farbe, die von Buddha getragen wurde, war entweder Gelb oder Gold.

> ...in der höchsten goldenen Kammer ist Brahman, unsichtbar und rein. Er ist das strahlende Licht aller Lichter...

Weiß

Weiß ist die Farbe, aus der alle anderen Farben entstehen, die komplementäre Energie zu Schwarz. Weiß ist die Farbe der Erleuchtung, Reinheit und Unschuld, der Keuschheit, Heiligkeit und Erlösung. Das weiße Licht steht symbolisch für die endgültige Wirklichkeit, das Nirvana und das Gottes-Bewußtsein. In der griechischen und römischen Antike war Weiß die Farbe der Trauer, wie noch heute im Orient. Weiß kann sowohl mit Leben und Liebe als auch mit Tod und Begräbnissen assoziiert werden. Die Braut trägt ein weißes Kleid bei der Hochzeit, um den Tod eines alten und die Geburt eines neuen Lebens zu symbolisieren. Ein weißes Gewand steht darüber hinaus für Reinheit. Wenn Weiß in Zusammenhang mit dem Tod gebraucht wird, steht es für den Tod des physischen Körpers, der den Weg frei macht für die Geburt in ein neues Leben. Im Christentum ist Weiß die Farbe der Heiligen, die keinen Märtyrertod gestorben sind, und wird zu den Hochfesten Ostern, Weihnachten, Epiphanias und Himmelfahrt getragen. Weiß bedeutet Freude, Licht und Unschuld. Für die Hindus ist es die Farbe des reinen Bewußtseins. Sie wird mit der dritten Guna, *Sattva*, assoziiert, die für Frieden und die Manifestation der göttlichen Wahrheit steht.

Im Hinduismus und im Christentum hat die Gottheit drei Aspekte, die gemeinsam die Dreifaltigkeit oder Trinität bilden. Im Christentum sind dies: der Vater, symbolisiert durch eine Hand, der Sohn, symbolisiert durch das Lamm, und der Heilige Geist, symbolisiert durch die Taube. Im Hinduismus bilden Brahma, der Schöpfer, Vishnu, der Erhalter, und Shiva, der Zerstörer, diese Trinität. Weil die Gottheit alle Dinge umfaßt, und alle Dinge aus ihrem Wesen entstehen, manifestiert sie sich im weißen Licht. Ebenso wie die Gottheit sich in der Trinität manifestierte, teilte sich auch das alles durchdringende Licht in drei Strahlen. Die schöpferische Kraft Gott Vaters oder Brahmas, der väterliche Aspekt, manifestiert sich im blauen Spektrum, die erhaltende und schützende Kraft Vishnus und des Sohnes Christus im gelben, und Shiva, der Zerstörer oder die auflösende Kraft des Heiligen Geistes, im roten Spektrum.

Das Heilen mit Farben und seine Geschichte

Von den frühesten Zivilisationen bis heute haben sich unzählige Menschen eingehend mit der heilenden Wirkung der Farben beschäftigt und mit ihr gearbeitet.

Zu Beginn des neunzehnten Jahrhunderts gewann die allopathische Medizin, bedingt durch die Entdeckung neuer Medikamente und Fortschritte in der Chirurgie, an Bedeutung, was zur Folge hatte, daß andere Heilweisen verdrängt wurden. Gegen Ende des Jahrhunderts erlebte die Heilkunst mit Farben durch die Arbeit von S. Pancoast und Edwin D. Babbitt eine Renaissance. 1877 veröffentlichte Pancoast ein Buch mit dem Titel *Blue and Red Light* (Blaues und rotes Licht). Offenbar waren dies die beiden einzigen Farben, die er verwendete. Seine Behandlungsweise bestand darin, konzentriertes Licht durch blaue und rote Glasscheiben auf den Patienten strahlen zu lassen. Nach seinen eigenen Aussagen waren seine Behandlungen häufig erfolgreich.

Edwin Babbitt wurde 1878 durch sein Buch *The Principles of Light and Colour* (Die Grundlagen von Licht und Farben) sehr bekannt. Seine Behandlungsweise unterschied sich von der Pancoasts dadurch, daß er zusätzlich zu rotem und blauem Licht auch noch gelbes verwendete. Für die Übertragung der Farben entwickelte er eigens eine Kabine, die das natürliche Sonnenlicht nutzte. Er nannte diese Vorrichtung „Thermoline". Später wurde die Kabine verändert und die Lichtquelle durch etwas ersetzt, was er einen „elektrischen Bogen" nannte. Mit dieser neuen Kabine kamen auch die sogenannten „chromo discs" zum Einsatz, angepaßte Farbfilter, mit denen die gewünschte Farbe auf den Körperteil gelenkt werden konnte, für den sie vorgesehen war. Ebenso wird berichtet, daß er bei seinen Behandlungen solarisiertes Wasser verwendete. Dazu hängte er eine kleine Wasserflasche mit einer „Chromolinse" in der gewünschten Farbe in die Sonne. Dieses Wasser wurde dann dem Patienten verabreicht.

1934 brachte Dinshah P. Ghadiali ein dreibändiges Werk heraus, die *Spectro-Chrome Metry Encyclopedia* (Das Lexikon der Spektrochrometrie), das so etwas wie einen Fernlehrgang in Farbenheilkunde darstellt. Nach Ghadialis Auffassung sind Töne, Licht, Farben, Magnetismus und Wärme dieselbe Energie, mit dem einzigen Unterschied, daß sie alle eine andere Schwingungsfrequenz haben. Er brachte Farben und Schwingungen in Zusammenhang mit der Physiologie des Körpers, wobei er davon ausging, daß es keine Elemente in Reinform gibt, sondern daß die Elemente selbst Verbindungen sind, die kein reines, einzelnes Spektrum besitzen. Er erfand zwei Maschinen, die Farben durch Dias ausstrahlten. Die erste, die *Graduate Spectrochrome*, enthielt eine 2000-Watt-Birne, wurde von einem Motor angetrieben und enthielt eingebaute drehbare Dias in einem Aluminium-Diaträger. Die zweite Maschine war das *Aluminium Spectrochrome* „für die ganze Familie". Es bestand aus einer 1000-Watt-Birne und einem geschlossenen Semaphor-Diaträger, der speziell von ihm entwickelte Dias mit genauen Farbwerten enthielt. Das Gerät stand auf einem besonderen Ständer und war an eine Zeitschaltuhr angeschlossen. Es wurde zusammen mit einem ausführlichen Handbuch ausgeliefert.

Im dritten Band seines Lexikons schreibt Ghadiali:

> Der menschliche Körper ist in seinen Heilungs-, Erholungs- und Verjüngungsprozessen von bestimmten periodischen Gesetzmäßigkeiten abhängig. Diese bisher unbekannten Gesetze wurden erstmals von dem Urheber der Spektrochrometrie entdeckt und angewandt. Der große Erfolg des Spektrochroms ist auf eine genaue Anwendung dieser Gesetze zurückzuführen, die teils astronomisch, teils gravitationsbedingt, teils physiologisch und vor allem strahlungsbedingt sind. Sie sind außerordentlich fein und schwer zu erkennen, aber es ist mir gelungen, den komplizierten Ablauf zu vereinfachen, indem ich alle Gesetze, die sich auf die Variationen beziehen, in ein System gebracht habe.

1666 hatte Isaac Newton mit Hilfe eines Prismas entdeckt, daß im Sonnenlicht alle Farben enthalten sind und daß diese durch Brechung voneinander getrennt werden können. Dies wurde im neunzehnten Jahrhundert mit Goethes *Farbenlehre* in Frage gestellt. Im Gegensatz zu seinen Vorgängern auf diesem Gebiet ging Goethe davon aus, daß Farben etwas Lebendiges seien. Seine Farbenlehre unterschied sich von der Newtons darin, daß er die Entstehung der Farben im Zusammenspiel von Hell und Dunkel sah. Darüber hinaus vertrat er die Ansicht, Farben hätten eine spirituelle Bedeutung, was von seinen Zeitgenossen übersehen worden wäre. Goethes Arbeit bildete die Grundlage für Rudolf Steiners Farbenlehre.

Rudolf Steiner (1861–1925) gilt als Okkultist, Philosoph, Lehrer und Religionsstifter. Er begründete die anthroposophische Gesellschaft und rief 1919 das System der Waldorfschulen ins Leben. Rudolf Steiners Theorie der Farben gilt als sehr weit entwickelt, und er sagte voraus, daß die Farbtherapie im kommenden Zeitalter eine wichtige Rolle spielen würde. Er glaubte, daß Krankheiten durch die Trennung des irdischen Bewußtseins von der höheren Wahrnehmung entstünden und daß diese Trennung durch die Kunst geheilt werden könne. Er teilte die Farben in zwei Kategorien ein: die aktiven Farben Rot, Blau und Gelb und die bildnerischen Farben Grün, Weiß, Schwarz und Pfirsichblüte, die er mit der Gestalt der Dinge in Zusammenhang brachte.

In seinem Buch *New Light on the Eyes* (Neues Licht auf die Augen) 1958 schreibt E. Brooke Simpkins, daß die Augen die Energie des Lichtes genauso brauchen, wie der Körper feste Nahrung braucht. Er vertritt die Ansicht, daß der therapeutische Wert der Farbe besonders hoch ist, wenn sie durch die Augen aufgenommen wird. In seinem Buch behauptet er, grauen Star durch Bestrahlung der Augen mit der richtigen Farbe erfolgreich behandelt zu haben.

In neuerer Zeit hat Jacob Liberman die Bedeutung des Lichts für die Augen eingehend erforscht. In seinem Buch *Die heilende Kraft des Lichts* beschreibt er den therapeutischen Nutzen von Licht und Farben bei verschiedenen Arten von Krebs, Depressionen, Streß, Sehschwächen, PMS sowie zur Stärkung des Immunsystems und bei Lernschwächen. Wie die Pioniere der Heliotherapie glaubt auch er, daß das Sonnenlicht für unsere Gesundheit und unser Wohlbefinden unerläßlich ist.

Durch die Arbeit dieser Autoren und all derjenigen, die das Gebiet der Farben erforschen, gewinnen wir immer mehr Einblick in die wunderbaren Heilkräfte des sichtbaren Lichts.

Wie dieses Wissen zum Nutzen der Menschheit eingesetzt werden kann, wird in einem späteren Kapitel besprochen.

Meditation und Farbe

In der Meditation habe ich Farben erleben können, die auf der irdischen Ebene überhaupt nicht zu sehen sind. Weil diese Farben sich noch nicht hienieden manifestiert haben und wir sie daher auch nur mit unserem inneren Auge wahrnehmen können, ist es nicht möglich, sie zu beschreiben. Unsere Sprache hat keine Worte dafür.

Einige Menschen haben versucht, diese höhere Ebene mit Hilfe von Drogen zu erreichen, was insofern naheliegt, als Drogen in fast allen frühen Religionen eine große Rolle gespielt haben, um ekstatische Zustände herbeizuführen. Durch Drogen erzeugte Ekstase spielt noch immer eine wesentliche Rolle in den religiösen Ritualen vieler afrikanischer, südamerikanischer und polynesischer Völker. In der westlichen Welt kennen wir die psychedelische Droge LSD. In seinen Büchern *Die Pforten der Wahrnehmung – Himmel und Hölle* und *Moksha* beschreibt Aldous Huxley die Ergebnisse der klinischen Tests, die er mit Meskalin, LSD und *Amanita muscaria* (Fliegenpilzen) durchgeführt hat, um diesen Zustand der Ekstase zu erleben. Er weist darauf hin, daß alle Drogen Nebenwirkungen haben und süchtig machen können. Ein weiteres Problem bei der Einnahme von halluzinogenen Drogen ist, daß man nicht immer diesen ekstatischen Zustand erreicht, sondern auch das erfahren kann, was Benutzer von LSD einen „schlechten Trip" genannt haben.

Drogen mögen wie eine Abkürzung auf dem Weg zu höheren Welten erscheinen, aber sie sind mit hohen Risiken verbunden. Es dauert möglicherweise sehr viel länger, bis man durch Meditation einen ekstatischen Zustand erreicht, und erfordert vom Meditierenden viel mehr Disziplin, aber die Risiken der Meditation sind minimal, und der Nutzen groß.

Töne haben eine ganz besondere Beziehung zu Farben, und wir können mit Hilfe einer Mantra-Meditation, die von Tönen Gebrauch macht, Farben in unseren Körper leiten. Das bekannte Mantra AUM steht mit der heiligen Zahl Drei in Verbindung: Der Buchstabe A symbolisiert den bewußten oder wachen Zustand, der Buchstabe U den Traumzustand und der Buchstabe M den traumlosen Schlaf. Die ganze Silbe steht für den vierten Zustand, der im Sanskrit als *Samadhi* bezeichnet und mit der Farbe Weiß verbunden wird. (Im Buddhismus ist Samadhi als *Nirvana* bekannt, im Christentum als Gotteserkenntnis.) Die drei Buchstaben der Silbe AUM stehen gleichzeitig für die göttliche Dreifaltigkeit: A ist Brahman der Schöpfer und bezieht sich auf die Farbe Blau; U ist Vishnu der Erhalter und bezieht sich auf die Farbe Gelb; M ist Shiva der Zerstörer und bezieht sich auf die Farbe Rot. Indem man die drei Buchstaben vereinigt und die Silbe AUM ausspricht, ermöglicht man seinem individuellen Bewußtsein, sich zum weißen Licht der Gotteserkenntnis zu erheben, in dem alles vereinigt ist.

Die drei Buchstaben stehen auch für die Dimensionen Länge, Breite und Tiefe, während das ganze Symbol für die

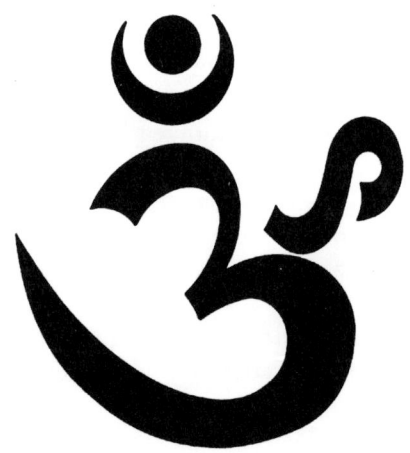

Die Keimsilbe „OM" („AUM")

Göttlichkeit steht, die größer ist als alle Formen und sich als weißes Licht manifestiert. Die Buchstaben entsprechen den drei Zeiten Vergangenheit, Gegenwart und Zukunft und sind ein Symbol für den Schöpfer, der die Grenzen der Zeit übersteigt.

Es gibt für die Mantra-Meditation eine Vielzahl heiliger Silben und Worte. Jeder Mensch muß den Klang finden, der für ihn der richtige ist. Wie das Mantra auch lauten mag, es ist immer mit der Schwingung einer bestimmten Farbe verbunden.

Es gibt viele Methoden der Meditation, und jeder Mensch sollte möglichst viele kennenlernen und dann wählen, welche die hilfreichste für ihn ist. Am besten ist es, wenn man das Meditieren von einem Menschen lernen kann, der in dieser Kunst erfahren ist. Es gibt im Yoga ein Sprichwort: „Wenn der Schüler bereit ist, erscheint der Meister." Dasselbe gilt auch für die Meditation. Wenn ein Mensch wirklich auf der Suche ist, wird er alles finden, was er braucht.

Wir leben in einer Zeit, in der unser Planet Erde und seine Bewohner auf eine höhere Schwingungsebene erhoben werden. Dies wird zu einer Erweiterung des Bewußtseins führen. Wir werden mit der Notwendigkeit konfrontiert, jene neuen, bisher in der Schöpfung noch nicht vorhandenen Farben zu sehen, sie zu erleben und mit ihnen umgehen zu lernen. Es ist prophezeit worden, daß Farben und Klänge die Medizin der Zukunft prägen werden. Für einige Menschen klingt das wie Zukunftsmusik. Für andere ist es bereits Realität. Aldous Huxley zog aus seinen Experimenten den Schluß, daß die „Farben der Prüfstein der Wirklichkeit" sind. Ich glaube, daß Farben eine unerschöpfliche Kraft besitzen und daß sie die lebendige Sprache des Lichts sind.

WIE FUNKTIONIERT DIE FARBTHERAPIE?

Jeder Mensch besteht aus Körper, Geist und Seele. Wenn wir zu einem ganzen Menschen werden wollen, müssen wir diese drei Aspekte unseres Selbst miteinander in Einklang bringen.

Wir sind uns alle darüber bewußt, daß wir einen physischen Körper besitzen. Unser Körper ist der greifbare Teil von uns, der Teil, den wir anfassen können. Ebenso real ist unser Geist, unser Verstand, den einige Menschen besser, andere weniger gut beherrschen. Wenn wir jedoch vom seelischen Teil unseres Wesens sprechen, werden wir feststellen, daß es einige Menschen gibt, die gern an diesen Aspekt von sich selbst glauben möchten, einige, die bereits halb daran glauben, und andere, die so etwas völlig verneinen. Es gibt nur wenige, für die die Seele Realität ist.

Die meisten Menschen kennen ihren Körper einigermaßen gut, wissen, woraus er besteht und wie er funktioniert. Auch wenn sie nicht alle seine Funktionen im einzelnen verstehen, so wissen sie doch, daß er ein Skelett besitzt, das durch Muskeln gestützt und in Bewegung gehalten wird. Sie sind froh, daß es im Inneren des Körpers Organe gibt, die seine verschiedenen Systeme in Gang halten: das Verdauungssystem, den Blutkreislauf, die Atmung, die Fortpflanzung und das Immunsystem. Alle Systeme arbeiten unter den richtigen Bedingungen in vollkommener Harmonie zusammen. Die Außenseite des Körpers ist von einer Haut bedeckt, die wasserdicht und von kleinen Härchen übersät ist, die wie Antennen funktionieren. Der gesamte physische Körper besteht aus Zellen, die unaufhörlich absterben und wieder ersetzt werden. Ein großer Prozentsatz des Körpers ist flüssig, was ihn empfänglich macht für die Phasen des Mondes.

Der physische Körper ist ein lebendiger Organismus, und als solcher ist er ständig in Bewegung und in Veränderung begriffen, selbst wenn wir manchmal meinen, wir säßen ganz still und veränderten uns nicht. Diese konstante Bewegung erzeugt eine Schwingung, für jedes Organ – Muskeln, Drüsen, Knochen und Haut – und für jeden Menschen in einer anderen Frequenz. Diese Schwingungsfrequenzen ähneln den Schwingungen der verschiedenen Schattierungen innerhalb der acht Farben, die wir bereits besprochen haben. Man kann die Schwingungen auch als Klänge darstellen und auf diese Weise den menschlichen Organismus als eine Symphonie modulierter Harmonien hörbar machen. Wenn ein Mensch erkrankt, kann man das damit vergleichen, daß ein Instrument sich verstimmt. Gleichzeitig werden dann die Farben, die der Körper ausstrahlt, zu trüben, schattigen Abbildern der ursprünglichen Farben. Es kann auch vorkommen, daß sie sich vollkommen verändern. Die Aufgabe der Farbtherapie ist es, der erkrankten Person die Farbe oder die Farben, die ihr fehlen, zukommen zu lassen, um den Körper wieder richtig zu „stimmen" und zu harmonisieren.

Wenn der Körper erkrankt ist, muß es dafür einen Grund geben. Solange der wahre Grund für die Krankheit nicht gefunden und beseitigt ist, wird der Körper sich immer wieder verstimmen, ganz gleich, wie oft man ihn mit der richtigen Farbe behandelt. Ein Beispiel, das ich in diesem Zusammenhang immer wieder anführe, ist ein Mensch, der mit dem Kopf gegen eine Wand rennt. Ganz gleich, mit wieviel Arnika man die Stelle behandelt, eine Heilung wird erst dann eintreten, wenn die Person aufhört, mit dem Kopf gegen die Wand zu rennen. Wenn jemand eine Farbtherapie beginnt, werden wir im Beratungsgespräch zuerst versuchen, die Ursache der Beschwerden festzustellen. Ist diese Ursache gefunden, dann kann nur der Patient selbst sie in Ordnung bringen, denn jeder von uns ist für sein Leben und seinen Körper selbst verantwortlich.

Die Aura

Unser physischer Körper ist von einem feinstofflichen Körper umgeben, der auch als „Aura" oder „elektromagnetisches Feld" bezeichnet wird. Die Aura ist von ovaler Form, am Kopf am weitesten und an den Füßen am schmalsten. Die Größe dieses feinstofflichen Körpers ist bei jedem Menschen anders, je nach seinem spirituellen Bewußtsein. Die Aura Buddhas soll angeblich drei Meilen breit gewesen sein.

Unsere Aura besteht aus sechs Schichten oder Lagen, die sowohl einander als auch den physischen Körper durchdringen: der ätherische oder Energiekörper, der den physischen Körper in einem Abstand von etwa fünf Zentimetern umgibt; der astrale oder emotionale Körper; der mentale

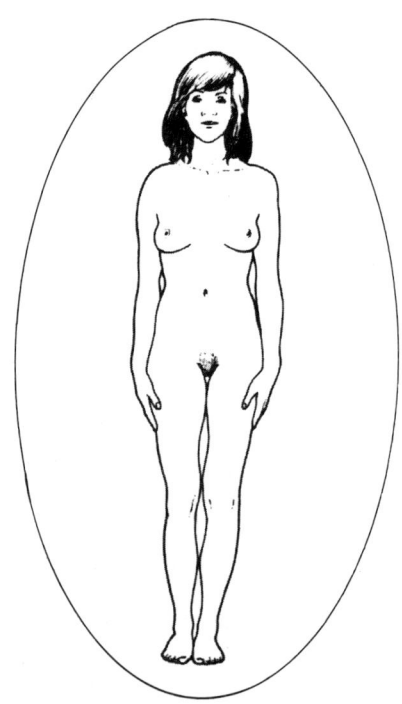

Die Aura

Körper; der höhere mentale Körper; der kausale Körper und der körperlose Körper. Jeder dieser feinstofflichen Körper enthält Energiezentren oder *Chakras*, die Farben ausstrahlen, welche sich miteinander vermischen und einander durchdringen und dadurch die Aura mit regelrechten Farbkaskaden in sämtlichen Regenbogenfarben erfüllen. Die Farben in der ätherischen Schicht sind ziemlich dicht, aber je weiter wir nach außen kommen, desto feiner und ätherischer werden sie und desto feiner werden auch die dazugehörigen Chakras. Je nach unserer Stimmung und unserem Gesundheitszustand verändern sich auch die Farben unserer Aura.

Der körperlose Körper

Wenn man jeden der Körper für sich betrachtet, dann ist der körperlose Körper derjenige, der in vielen Religionen als „göttlicher Funke" oder „wahres Wesen" betrachtet wird: der ewige oder spirituelle Teil von uns, der am Ende zu Gott oder in den kosmischen Ozean des Bewußtseins zurückkehren wird. Viele Menschen finden diese Theorie nur schwer nachvollziehbar. In der Chandogya Upanishad wird sie folgendermaßen erklärt:

Svetaketu Aruneys, ein Junge, der stolz auf sein Wissen über die heiligen Lehren war, wurde von seinem Vater gefragt, ob er etwas über die spirituelle, ewige Essenz wisse, die in allen Wesen vorhanden sei. Der Junge sagte, daß er darüber nichts wisse, und bat seinen Vater, ihn zu belehren. Der Vater sagte: „Glaube mir, mein Sohn, eine unsichtbare und feine Essenz ist die Seele des ganzen Universums. Das ist die Wirklichkeit. Das ist Atman. *Das bist du.*"
„Erklärt mir das noch näher", bat Svetaketu.
„So sei es, mein Sohn. Streue dieses Salz ins Wasser und komm morgen früh wieder zu mir."
Svetaketu tat, wie ihm geheißen war, und am Morgen sagte sein Vater zu ihm: „Bring mir das Salz, das du gestern abend ins Wasser gestreut hast."

Svetaketu schaute ins Wasser, konnte aber das Salz nicht finden, denn es hatte sich aufgelöst.

Da sagte der Vater: „Nimm ein wenig von dem Wasser auf dieser Seite und probiere davon. Wie schmeckt es?"

„Es ist salzig."

„Probiere etwas aus der Mitte. Wie schmeckt es?"

„Es ist salzig."

„Probiere etwas von dieser Seite. Wie schmeckt es?"

„Es ist salzig."

„Schau noch einmal nach dem Salz und komm dann zu mir."

Der Sohn schaute noch einmal nach dem Salz und sagte: „Ich kann das Salz nicht sehen. Ich sehe nur Wasser."

Da sagte sein Vater: „Ebenso kannst Sie die Seele nicht sehen, aber in Wahrheit ist sie da. Eine unsichtbare und feine Essenz ist die Seele des ganzen Universums. Das ist die Wirklichkeit. Das ist die Wahrheit. *Das bist du.*"

Für viele meiner Yogaschüler wurde die spirituelle Realität durch diese Geschichte viel leichter verständlich.

Der kausale Körper

Die nächste Schicht ist der kausale Körper. Er enthält die Erinnerung an unsere vorangegangenen Inkarnationen: die Lektionen, die wir gelernt, die Erfahrungen, die wir gemacht, und das Wissen, das wir erworben haben. Darüber hinaus enthält der kausale Körper den Grund oder die Ursache, warum wir in unser gegenwärtiges Leben inkarniert wurden. Wenn wir uns entscheiden, in einen physischen Körper wiedergeboren zu werden, erwählen wir die Eltern und die Umgebung, die uns die Erfahrungen ermöglichen, welche wir brauchen, um uns weiterzuentwickeln und uns unserer Quelle zu nähern. Wir kennen auch unsere Aufgaben und Herausforderungen für die Lebensspanne, die wir uns erwählt haben. Leider sind wir bereits von Geburt an Konditionierungen ausgesetzt, die uns unseren Plan vergessen lassen wollen. Dadurch werden wir zu Reisenden, die sich, ohne im Besitz einer Landkarte zu sein, auf den Weg durch unbekanntes Terrain machen. Manchmal, in besonderen Momenten der Stille, erhalten wir Einblicke und Inspirationen, die uns weiterhelfen. Das sind Erinnerungen des kausalen Körpers, die es geschafft haben, mit Hilfe des höheren mentalen Körpers die Filter unseres Bewußtseins zu überwinden. Wenn ein Mensch nach vielen Inkarnationen und durch Disziplin in der Lage ist, sich mit dem göttlichen Funken in sich zu identifizieren, dann ist er auch in der Lage, sich willentlich an seine vergangenen Leben zu erinnern.

Der höhere mentale Körper

Die fünfte Schicht, der höhere mentale Körper, ist der Ort, an dem unsere Intuition verborgen liegt. durch diesen Körper können wir mit den Meistern, die auf Erden gewandelt sind und sich nun in der Welt des Geistes befinden, kommunizieren und von ihnen belehrt werden. Hier kann unser wahres göttliches Selbst uns Rat und Führung geben. Bei einem Großteil der Menschen sind diese höheren Schichten oder Ebenen des Bewußtseins nicht entwickelt. Die beste Methode, sie zu entwickeln, besteht darin, unter Anleitung zu meditieren und eine spirituelle Disziplin zu befolgen. Das geschieht normalerweise genau dann, wenn ein Mensch bereit ist, sich weiterzuentwickeln.

Der mentale Körper

Die vierte Schicht, der mentale Körper, ist der Ort, an dem sich Gedankenformen sammeln. Jeder Gedanke, den wir fassen, bildet ein Muster oder eine Form. Diese Formen sammeln sich im mentalen Körper. Sie können von dort aus in unsere Umwelt projiziert werden, was dazu führt, daß wir von Gedankenformen umgeben sind, die von uns und von anderen erschaffen wurden. Wenn wir schlecht über jemanden denken, projizieren wir diese Gedanken in einer bestimmten Form auf diese Person. Je stärker der Gedanke ist, desto mehr Schaden kann er anrichten. Diese Gedankenformen ziehen weitere, ähnlich geartete Gedankenformen an, von denen wir dann umgeben sind. Wenn wir daher negative Gedanken haben, werden wir negative Gedankenformen anziehen. Auf ähnliche Weise ziehen positive Gedanken positive Gedankenformen an. Das macht deutlich, wie wichtig es ist, einmal innezuhalten und darauf zu achten, was wir eigentlich denken. Wenn wir merken, daß wir überwiegend negative Gedanken hegen, sollten wir versuchen, sie in positive zu verwandeln. Das ist jedoch alles andere als leicht, aber mit ein wenig Übung kann man es schaffen. Es gibt eine schöne Geschichte von Buddha, der einmal jemandem begegnete, der ständig mentale Pfeile in Form von schlechten Gedanken gegen ihn abschoß. Als die Pfeile die Aura Buddhas erreichten, verwandelten sie sich in wunderschöne Blumen und flogen zurück.

Der astrale Körper

Die dritte Schicht ist der astrale oder emotionale Körper. Bei den meisten Menschen ist dieser Körper häufig außer Gleichgewicht, weil sie sich vollkommen von ihren Emotionen leiten lassen. An einem Tag sind sie voller herrlicher Frühlingsgefühle, am nächsten werden sie schon wieder von Depressionen geplagt und fühlen sich schlecht. Im Yoga wird das mit dem Pendel einer Uhr verglichen, das ständig zwischen Freude und Verzweiflung hin und her schwingt. Wenn wir lernen, an dem Pendel hinaufzuklettern, bis zu der Stelle, wo es an der Uhr befestigt ist, dann werden wir einen Punkt des Gleichgewichts erreichen, an dem jede Bewegung zum Stillstand kommt. An dieser Stelle können wir uns von unseren Emotionen lösen und sie als das sehen, was sie wirklich sind.

Menschen, die sehr emotional sind, sammeln in ihrem Körper eine Menge Streß an und blockieren damit den Energiefluß. Das verhindert, daß der Körper seine Möglichkeiten voll ausschöpft, und führt dazu, daß er krank wird.

Der ätherische Körper

Die dem physischen Körper am nächsten stehende Schicht ist der ätherische Körper. Der ätherische und der physische Körper sind eng miteinander verbunden und lösen sich nach dem Tod gemeinsam auf. Jedes physische Teilchen unsere Körpers hat sein ätherisches Gegenstück, das ein vollkommenes Abbild seines physischen Doubles ist. Daher ist der ätherische Körper auch als „Double" des physischen bekannt, und aus diesem Grund haben Menschen, denen beispielsweise ein Bein amputiert wurde, noch immer „Phantomschmerzen" oder spüren ihr Bein. Der amputierte Körperteil ist in seiner ätherischen Form noch immer vorhanden. Das Ätherische bildet die Grundform, nach der sich der physische Körper aufbaut. Das bedeutet, daß die körperliche Spannkraft von der Stimmung und Beschaffenheit des ätherischen Körpers abhängig ist. Hellsichtige Menschen sehen den ätherischen Körper als durchscheinendes Gewebe feiner heller Kraftlinien, die als *Nadis* bekannt sind. Bei einem gesunden Menschen stehen diese senkrecht zum Körper, aber bei einem Menschen, der müde ist oder keine Energie mehr hat, kann man sehen, wie diese Linien schlaff werden wie die Stiele einer Pflanze, die zu wenig Wasser bekommen hat. Die drei Haupt-Nadis bilden den zentralen Kanal: *Shushumna*, rechts davon *Pingala* und links *Ida*. Ida und Pingala beginnen im Wurzelchakra an der Basis der Wirbelsäule und schlängeln sich in einer aufwärtsgerichteten Bewegung um jedes einzelne Chakra herum, bis sie schließlich im Stirnchakra enden. Das Muster, das sie dabei bilden, ähnelt einem Äskulapstab.

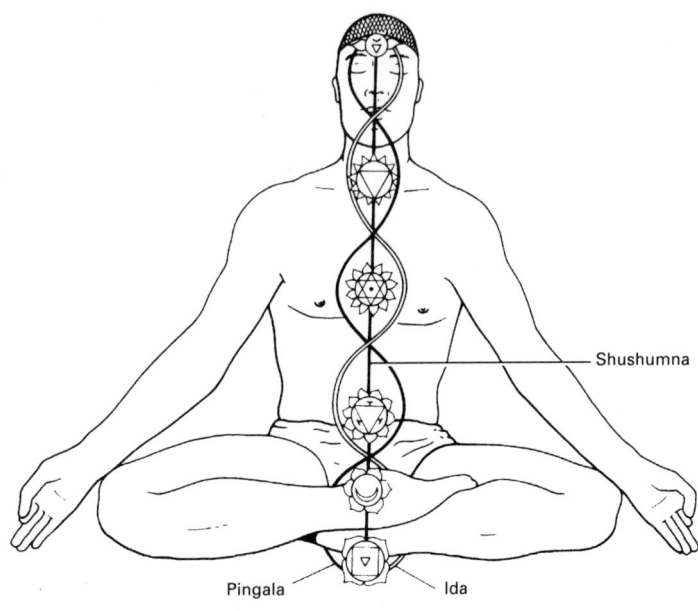

Die drei Haupt-Nadis

Die wichtigste Funktion des ätherischen Körpers ist die Übertragung von Lebensenergie aus dem Energiefeld des Universums über den ätherischen Körper in den physischen Körper. Diese Lebenskraft wird *Prana* genannt. An einem hellen sonnigen Tag gibt es Prana im Überfluß, und man kann es als winzige glühende Partikel in der Atmosphäre sehen. Dieser Überfluß an Prana ist der Grund, warum wir uns gut fühlen, wenn die Sonne scheint.

Die Chakras

Die Übertragung von Prana findet durch die sieben Haupt-Energiezentren oder Chakras statt, die entlang der ätherischen Wirbelsäule aufgereiht sind. Diese Kraftzentren findet man in allen sechs Schichten, aus denen die Aura zusammengesetzt ist, aber ihre wichtigste Funktion liegt auf der ätherischen Ebene. Sie sind sowohl die Umwandler als auch die Übermittler von Energie für jede der Schichten. Vom Erscheinungsbild her ähneln sie einem Rad; das Sanskritwort *Chakra* bedeutet nichts anderes als Rad oder Kreis. Die Energien pulsieren rhythmisch und zirkulieren durch die Mitte des Rades. Dabei ähneln sie den Blättern einer Blüte. In der indischen Philosophie werden die Chakras mit Lotosblüten verglichen, und die Anzahl der Blütenblätter, die jeder Blüte zugeschrieben wird, befindet sich in Übereinstimmung mit ihren Energien. Die Chakras stehen niemals still, aber die Geschwindigkeit, mit der sie rotieren, hängt zu einem gewissen Grad von dem Gesundheitszustand des betroffenen Menschen ab.

Fünf der wichtigsten Chakras im ätherischen Körper befinden sich in einer Linie mit der Wirbelsäule, während das

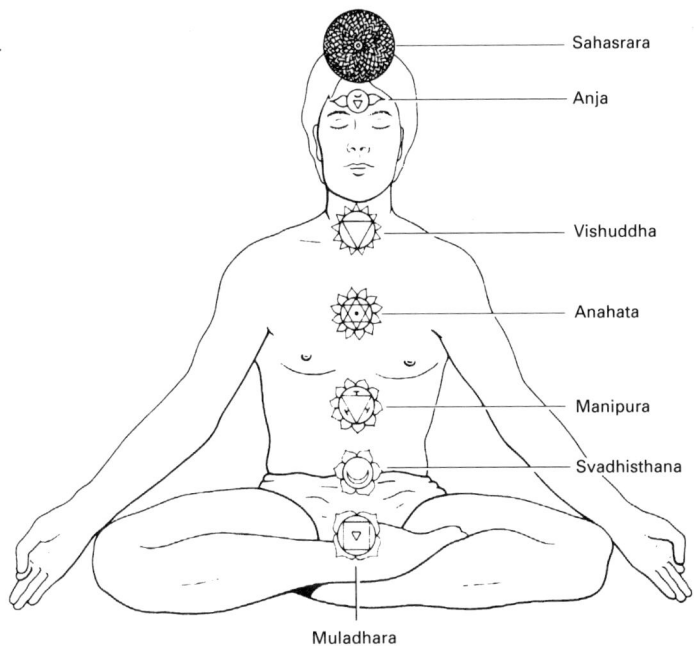

Die sieben Haupt-Chakras

sechste zwischen den Augenbrauen und das siebente etwas über dem Scheitel liegt. Die Größe dieser Zentren hängt von der Entwicklungsstufe des Menschen ab. Bei einer wenig entwickelten Person sind die Chakras klein, langsam und trübe. Bei einer intelligenteren und sensibleren Person sind sie größer, schneller und heller in den Farben. Bei einem neugeborenen Kind sind die Chakras etwa drei Zentimeter im Durchmesser.

Jedem dieser Chakras wird eine vorherrschende Farbe zugeschrieben, und jedes Zentrum hat eine besondere Verbindung mit einer der endokrinen Drüsen. Wir wollen uns die Chakras einmal nacheinander anschauen.

Das Basiszentrum: Muladhara

Das Basiszentrum oder Muladhara-Chakra liegt am Ende des Steißbeins. Es wird durch eine dunkelrote Lotosblüte mit vier Blütenblättern symbolisiert.

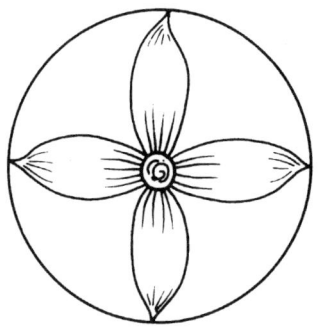

Die Farbe, die von diesem Zentrum ausstrahlt, ist Rot, die Farbe mit der niedrigsten Frequenz innerhalb des sichtbaren Spektrums. Dieses Zentrum enthält die Ur-Energie oder *Kundalini Shakti*. Eines der Ziele im Yoga besteht darin, diese Energie zu befreien, um den Zustand der Erleuchtung und Verwirklichung herbeizuführen. Das darf jedoch auf keinen Fall leichtfertig unternommen werden. Wenn ein

Mensch geistig, körperlich und spirituell reif dafür ist, wird die Energie natürlich und sicher aufsteigen können.

Dieses Chakra wird mit der Erde in Verbindung gebracht. Es ist das Zentrum der physischen Energie und Lebenskraft. Es regelt den Geruchssinn, wird mit Willen und Macht assoziiert und dem Planeten Mars zugeordnet.

Folgende Körperteile sind von diesem Zentrum betroffen: die Beine, die Füße, der Dickdarm, die Wirbelsäule und das Nervensystem. Die endokrinen Drüsen, mit denen es in Verbindung steht, sind die Keim- oder Geschlechtsdrüsen. Beim Mann sind dies die Hoden, bei der Frau die Eierstöcke. Von den Hormonen, die von den Hoden ausgeschüttet werden, ist das wichtigste das Testosteron, welches für die Entwicklung der männlichen Geschlechtsmerkmale während der Pubertät verantwortlich ist.

Die Eierstöcke produzieren neben den Eizellen auch noch Östrogen und Progesteron. Die Ausschüttung von Östrogen wird von dem Follikel stimulierenden Hormon (FSH) beeinflußt, das von der Hirnanhangsdrüse produziert wird. Östrogen reguliert den Menstruationszyklus und ist zuständig für die Entwicklung der weiblichen Sexualmerkmale. Progesteron regt die Schleimhaut des Uterus an, um sie auf die befruchtete Eizelle vorzubereiten.

Wenn dieses Zentrum vollständig funktioniert, verleiht es dem Menschen einen starken Lebenswillen auf der physischen Ebene. Er ist voller Energie und Lebenskraft, nichts macht ihm zuviel Mühe, und das ganze Leben wird zu einem Abenteuer. Wenn dieses Zentrum jedoch blockiert ist, wird der Energiespiegel des Menschen sehr niedrig sein. Er wird keine Lust zu leben haben und wird sich außerstande fühlen, seinen täglichen Pflichten nachzukommen.

Das Sakralzentrum: Svadhisthana

Svadhisthana heißt soviel wie „eigene Wohnstatt". Das Chakra liegt in der Mitte zwischen dem Schambein und dem Nabel und wird durch eine orangene Lotosblüte mit sechs Blütenblättern symbolisiert. Im Yoga werden diese sechs Blätter mit verschiedenen Bewußtseinszuständen belegt: Leichtgläubigkeit, Mißtrauen, Verachtung, Täuschung, falsches Wissen und Erbarmungslosigkeit.

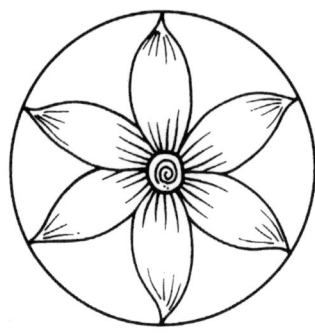

Svadhisthana wird mit dem Element Wasser in Verbindung gebracht und bezieht sich auf den Fluß der Körperflüssigkeiten. Die dominante Farbe, die das Zentrum ausstrahlt, ist Orange. Die orangene Energie ist viel feiner als die erdverbundenen Energie des Basiszentrums. Sie wird mit der Sexualität assoziiert und erwacht erst nach der Pubertät. Svadhisthana steht mit dem Halszentrum in Verbindung, und durch bestimmte tantrische Übungen kann die sexuelle Energie aus diesem Zentrum ins Halszentrum gebracht werden, wo sie für Kreativität und Kommunikation zur Verfügung steht.

Dieses Zentrum steht in Verbindung mit den Gefühlen Furchtsamkeit und Angst. Die Drüsen und Organe, welche von ihm beeinflußt werden, sind: die Haut, die Fortpflanzungsorgane (besonders die weiblichen), die Nieren, die Blase, der Kreislauf und das Lymphsystem. Die mit diesem Zentrum assoziierten endokrinen Drüsen sind die Nebennieren, von denen jeder Mensch zwei hat, eine auf jeder Niere. Sie sind etwa dreieinhalb Zentimeter lang, von gelblicher Farbe und bestehen aus einer äußeren Schicht und einem inneren Mark. Die Hormone, die von der äußeren

Schicht ausgeschüttet werden, werden von dem adrenocorticotropen Hormon (ACTH) reguliert, das von der Hirnanhangsdrüse abgesondert wird.

Die äußere Schicht produziert eine Anzahl von Hormonen, die Corticosteroide. Diese teilen sich in drei Hauptgruppen. Zur ersten Gruppe gehören die mineralischen Corticoide, die auf die Nierenkanälchen einwirken und ihnen helfen, Natrium und Chlorverbindungen im Körper zu sammeln, den Blutdruck aufrechtzuerhalten und die Ausscheidung überschüssigen Kaliums zu unterstützen. Die zweite Gruppe sind die Gluco-Corticoide, wovon das wichtigste das Hydrocortison (Cortisol) ist. Diese helfen bei der Umwandlung von Kohlehydraten in Glukogen. Sie erhöhen den Blutzuckerspiegel, helfen bei der Verbrennung von Fett, verringern die Anzahl der Lymphozyten und Eosinophilen im Blut und reduzieren die Vermehrungsgeschwindigkeit bestimmter Bindegewebe. Wenn diese zu hoch ist, kann das einen natürlichen Heilungsprozeß unterdrücken und die Heilung verzögern. Die Hormone der dritten Gruppe ähneln den von den Gonaden produzierten Hormonen. Sie beeinflussen das Wachstum und die sexuelle Entwicklung sowohl bei Jungen als auch bei Mädchen. Das Mark der Nebennieren sondert Adrenalin und Noradrenalin ab. Adrenalin stimuliert das sympathische Nervensystem und sorgt dafür, daß die Arterien sich zusammenziehen, was zu einer Erhöhung des Pulses und des Blutdrucks führt. Adrenalin regt darüber hinaus die Leber dazu an, Glukogen in Glukose umzuwandeln, die sie dann in den Blutkreislauf ausschüttet. Noradrenalin ist eine verwandte Substanz, die den Blutdruck und den Puls erhöht.

Wenn dieses Chakra blockiert ist, kann das dazu führen, daß die Frau bei der sexuellen Vereinigung keinen Orgasmus erreicht. Beim Mann führt eine solche Blockade zur vorzeitigen Ejakulation oder zur Unfähigkeit, eine Erektion zu bekommen. Weitere Störungen, die dadurch verursacht werden können, sind Funktionsstörungen der Nieren und der Blase, wie Infektionen und Harninkontinenz, sowie

Probleme mit dem Kreislauf, der Menstruation und der Produktion von Samenflüssigkeit.

Wenn dieses Chakra mit voller Kraft arbeitet, befreit es die intuitiven und psychischen Kräfte. Ein erstes Erwachen dieses Chakras kann die sexuellen Energien durcheinanderbringen und die Empfindlichkeit für äußere Reize stark erhöhen. Diese Energien werden jedoch irgendwann auf einer höheren Bewußtseinsebene wieder zu ihrer natürlichen Balance finden.

Das Solarplexuszentrum: Manipura

Dieses Zentrum liegt zwischen dem zwölften Brust- und dem ersten Lendenwirbel. Es wird dargestellt durch eine hellgelbe Lotosblüte mit zehn Blütenblättern.

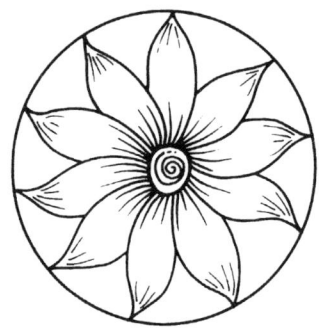

Manipura bedeutet „Stadt der Juwelen" oder „von Edelsteinen erfüllt". Dieses Chakra wird so genannt wegen seines feurigen Zentrums, dem Brennpunkt einer Hitze, die wie eine goldene Sonne erstrahlt. Es wird von der Sonne regiert und steht im Zusammenhang mit aktiver Intelligenz. In der chinesischen Medizin wird dieses Zentrum der „dreifache Erwärmer" genannt, die Japaner nennen es *Hara*, was soviel heißt wie „Bauch".

Dies ist das Zentrum der Lebensenergie in den psychischen und physischen Körpern, denn hier treffen sich Prana (die aufwärtsgerichtete Lebensenergie) und Apana (die abwärtsgerichtete Lebensenergie) und erzeugen die Wärme, die notwendig ist, um das Leben aufrechtzuerhalten. Wenn diese beiden Energien sich treffen, erwacht das Zentrum.

Auf der emotionalen Ebene spielt dieses Chakra eine bedeutende Rolle. Das liegt hauptsächlich daran, daß die Astralenergie am Solarplexus in das ätherische Feld tritt. Am aktivsten ist es bei Menschen mit starkem Verlangen und heftigen Emotionen.

Auf der physischen Ebene hat dieses Zentrum hauptsächlich mit den Prozessen der Verdauung und mit der Aufnahme von Energien zu tun. Die Organe, die von ihm beeinflußt werden, sind die Atmungsorgane, das Zwerchfell, der Bauch, der Zwölffingerdarm, die Gallenblase und die Leber. Die mit ihm assoziierte endokrine Drüse ist die Bauchspeicheldrüse.

Die Pankreas oder Bauchspeicheldrüse liegt hinter dem Magen, quer über der hinteren Bauchdecke auf der Höhe des ersten und zweiten Lendenwirbels. Diese Drüse hat eine ähnliche Struktur wie die Speicheldrüsen im Mund. Ein Teil der Bauchspeicheldrüse, die sogenannten „Langerhansschen Inseln", sondert Insulin ab, das den Zuckerhaushalt des Körpers reguliert. Ohne Insulin wären die Muskeln unfähig, den Zucker abzubauen, der im Blut zirkuliert. Zucker wird vom Gewebe in Form von Glukose aufgenommen, die in Kohlendioxid und Wasser aufgespalten wird, um Energie zu erzeugen. Jeder Blutzuckerüberschuß wird in der Leber als Glukogen abgespeichert. Wenn die Langerhansschen Inseln nicht richtig funktionieren, führt das zu Insulinmangel, der in Diabetes endet.

Wenn dieses Chakra instabil ist, ist der Mensch raschen Stimmungsschwankungen unterworfen und neigt zu Depression, Introvertiertheit, Lethargie, Verdauungsschwäche und abnormem Eßverhalten. Die Fehlfunktion des Chakras kann zu nervöser Instabilität führen und zu Krebs, wenn die Energien aus dem Herzzentrum sich nicht auf der physischen Ebene manifestieren können. Dieses Zentrum vermittelt zwischen dem Herz- und dem Sakralzentrum. Wenn es blockiert ist, läßt sich Sexualität nicht mit Liebe verbinden. Wenn es jedoch geöffnet ist, wird das Leben zu einer tiefen und erfüllenden emotionalen Erfahrung.

Das Manipura-Zentrum hat auch etwas mit innerer Verbundenheit zu tun. Wenn zwei Menschen eine Beziehung eingehen, bildet sich zwischen ihren Solarplexen ein Band. Je stärker die Beziehung, desto stärker ist das Band. Wenn die Beziehung endet, werden die Bänder langsam wieder voneinander gelöst. Ein ähnliches Band bildet sich zwischen der Mutter und ihrem neugeborenen Kind.

Das Herzzentrum: Anahata

Dieses Chakra liegt zwischen dem vierten und fünften Brustwirbel und wird von einer grünen Lotosblüte mit zwölf Blütenblättern symbolisiert. Wenn die Farbe, die aus der Mitte der Blüte strahlt, klar ist und in einem regelmäßigen Rhythmus pulsiert, dann ist das ein Zeichen für ein gesundes Herz. Das Chakra wird mit dem Element Luft und dem Tastsinn assoziiert. Sein regierender Planet ist die Venus und die entsprechende Eigenschaft ist Harmonie durch Konflikt.

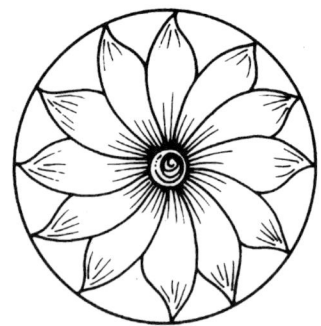

Das Wort *Anahata* bedeutet soviel wie „ungeschlagen". Jeder Klang im Universum wird durch einander berührende Gegenstände erzeugt, die Schwingungen oder Schallwellen hervorbringen. Der Ur-Klang, der von außerhalb dieser Welt kommt, ist die Quelle aller Klänge. Dies ist das Zentrum, in dem sich der Klang manifestiert. Auf der physischen Ebene wird dieses Chakra mit dem Herzen und dem Blutkreislauf in Verbindung gebracht, ebenso mit den Lungen und der Atmung, dem Immunsystem, den Armen und den Händen. Die entsprechende endokrine Drüse ist die Thymusdrüse.

Die Thymusdrüse liegt im Brustkorb, hinter dem Brustbein und vor dem Herzen. Sie besteht hauptsächlich aus Lymphgewebe und spielt eine große Rolle für das Immunsystem des Körpers, weil sie Lymphozyten produziert. Bei Neugeborenen ist diese Drüse ziemlich groß und wird bis zur Pubertät immer größer, um danach schließlich wieder zu schrumpfen. Es heißt, daß man durch bestimmte Yogapraktiken diese Drüse aktiv halten und sich dadurch ewige Jugend und ein starkes Immunsystem sichern kann.

Dies ist das Chakra, durch das wir lieben. Liebe kann auf vielen Ebenen ausgedrückt werden. Sie kann rein egoistisch sein, fordernd und einschränkend, oder sie kann mitfühlend und aufmerksam sein. Je offener dieses Zentrum ist, desto größer ist unsere Fähigkeit zu spiritueller Liebe, frei von Ansprüchen. Wenn ein Mensch seine persönlichen Ansprüche und Leidenschaften zugunsten einer Liebe überwunden hat, die seine Mitmenschen, die Tiere und die gesamte Natur einschließt, dann werden die Energien aus seinem Solarplexus in dieses Zentrum gehoben. Nur durch dieses Zentrum schaffen wir eine Verbindung, ein Band zu denen, mit denen wir eine Liebesbeziehung haben. Wenn dieses Zentrum geöffnet ist, können wir die Schönheit und die spirituelle Liebe in unseren Mitmenschen wahrnehmen. Das Erwachen des Zentrums schafft eine größere Sensibilität für Berührungen und eine Losgelöstheit von materiellen Gegenständen.

Das Herzzentrum steht mit dem Kronenchakra und den Dimensionen des höheren Bewußtseins in Verbindung. Diese Verbindung kann durch Meditation noch verstärkt werden.

Das Halszentrum: Vishuddha

Das Wort *Vishuddha* heißt „läutern". Dieses Chakra ist also das Zentrum der Läuterung. Es wird symbolisiert durch einen rauchig violett-bläulichen Lotos mit sechzehn Blütenblättern und steht mit dem Planeten Merkur sowie mit Wissenschaft und Wissen in Verbindung.

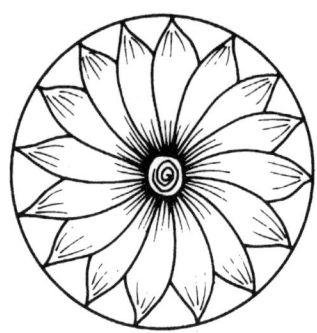

Das Halszentrum gilt als der Ort, an dem der göttliche Nektar (das mystische Elixier der Unsterblichkeit) gekostet wird. Dieser Nektar ist eine Art süße Absonderung, die von der Drüse hervorgebracht wird, die als *Lalana Chakra* bekannt ist und an der Rückseite des Halses liegt. Diese Nektardrüse wird durch fortgeschrittene Yogapraktiken angeregt, und es wird behauptet, daß der Nektar einen Yogi für unbestimmte Zeit ohne Nahrung und Wasser am Leben halten kann.

Auf der physischen Ebene regiert dieses Chakra das Nervensystem, die weiblichen Fortpflanzungsorgane, die Stimmbänder und die Ohren. Die endokrinen Drüsen, die mit ihm assoziiert werden, sind die Schilddrüse und die Nebenschilddrüsen. Die Schilddrüse befindet sich im unteren Teil des Halses. Sie besteht aus zwei Lappen, die zu beiden Seiten der Luftröhre liegen, und sich in einem Kanal treffen, der vor der Luftröhre verläuft. Die aktiven Hormone dieser Drüse sind Thyroxin und Triodothyronin. Ihre Hauptfunktion besteht darin, die Stoffwechselprozesse des Körpers zu regulieren, und sie sind wichtig für Wachstum und Entwicklung, besonders in der Kindheit. Sie halten Haut und Haare frisch und arbeiten mit den anderen endokrinen Drüsen zusammen, um die Hormonbalance des Körpers sicherzustellen. Die Nebenschilddrüsen liegen hinter jedem der vier Pole der Schilddrüse. Sie haben in etwa die Größer einer Erbse und sondern ein Hormon ab, das den Kalziumhaushalt des Körpers kontrolliert.

Das Halszentrum ist das kreative Zentrum, besonders was das gesprochene Wort angeht. Bei Sängern und Menschen, die in der Öffentlichkeit sprechen, ist dieses Zentrum größer, heller und beweglicher als bei anderen. Dieses Zentrum ist empfänglich für Farben, Klänge und Formen und daher sehr lebendig bei allen Menschen, die mit Kreativität in einer ihrer vielen Formen zu tun haben.

Das Stirnzentrum: Ajna

Das Wort *Ajna* bedeutet „Befehl". In diesem Chakra erhält man die Befehle vom höheren Selbst. Es liegt in der Mitte der Stirn und besteht aus sechsundneunzig Blütenblättern, wird aber nur mit zweien dargestellt. Das liegt möglicherweise daran, daß dieses Chakra von hellsichtigen Menschen in zwei Teilen wahrgenommen wird. Es ist das Zentrum der Visualisierung und Wahrnehmung und reflektiert die zwiefache Natur des Geistes – Ego und Seele, Verstand und In-

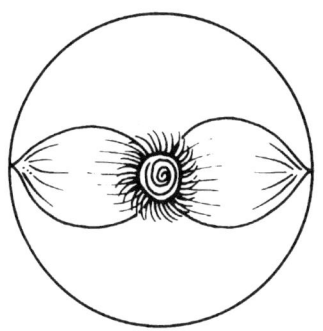

tuition. Der Geist kann sich auf höhere spirituelle Ideale oder auf die gewöhnliche Welt konzentrieren. Hier treffen sich die beiden Nadis, *Ida* (männlich) und *Pingala* (weiblich). Folglich ist dies das Zentrum, in dem sich die weiblichen und männlichen Aspekte eines Menschen vereinigen und spirituelle Erleuchtung herbeiführen.

Auf der physischen Ebene steht dieses Chakra mit den Augen, der Nase, den Ohren und dem Gehirn in Verbindung. Die mit ihm assoziierte endokrine Drüse ist die Hypophyse oder Hirnanhangsdrüse.

Die Hirnanhangsdrüse hat etwa einen Zentimeter Durchmesser und liegt an der Basis des Gehirns. Sie besteht aus einem vorderen und einem hinteren Lappen, die beide vollkommen verschiedene Funktionen haben. Der vordere Lappen der Hirnanhangsdrüse wird häufig als die Hauptdrüse des gesamten endokrinen Systems bezeichnet, weil die Hormone, die hier produziert werden, die Funktionen der anderen Drüsen steuern. Der hintere Lappen scheidet zwei Hormone aus: Vasopressin, ein antidiuretisches Hormon, und Oxytocin, das die milchgebende Brust und die Muskulatur der Gebärmutter während und direkt nach den Wehen anregt.

Instabilität dieses Zentrums führt zu Müdigkeit, Reizbarkeit, Verwirrung und erstarrtem Denken. Ein Ungleichgewicht kann darüber hinaus zu Problemen mit den Nebenhöhlen, Schnupfen, Heuschnupfen, Schlaflosigkeit, mentalem Streß, Nervenentzündungen und Migräne führen.

Das Kronenzentrum: Sahasrara

Dieses Chakra liegt über dem Scheitel. Es besteht aus zwölf goldenen inneren Blütenblättern, die von neunhundertsechzig weiteren Blütenblättern umrundet sind. Daher nennt man es den „tausendblättrigen" Lotos. Seine vorherrschende Farbe ist Violett.

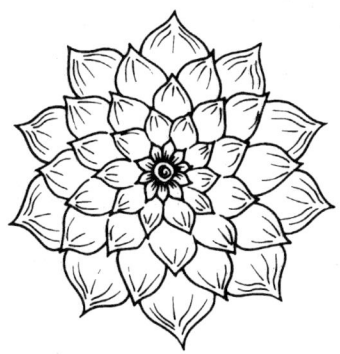

Die Zahl Tausend steht für die Unendlichkeit. Dieses Chakra führt uns auf die ewige, unendliche, höchste Seinsstufe. Es ist das Zentrum des reinen Bewußtseins. Es wird vom Planeten Neptun beherrscht und mit zeremonieller weißer Magie in Verbindung gebracht. Die mit diesem Zentrum assoziierte endokrine Drüse ist die Zirbeldrüse.

Die Zirbeldrüse ist ein kleines rötlich-graues Gebilde, ungefähr so groß wie eine Erbse. Sie liegt zwischen der Unterseite des Großhirns und dem Stammhirn, direkt vor dem Kleinhirn. Ihre wichtigste Absonderung ist das Melatonin, die „biologische Uhr" des Menschen. Der Melatoninspiegel im Blut ist in der Nacht am höchsten und sinkt allmählich während des Tages. Die Drüse reguliert darüber hinaus den Beginn der Pubertät, regt den Schlaf an und beeinflußt unsere Stimmungen.

Wenn dieses Zentrum geöffnet ist, kann der Mensch seine Spiritualität auf seine ganz persönliche Weise sehen, eine Spiritualität, die nicht an irgendwelche Dogmen gebunden ist.

Kleinere Chakras

Neben den sieben Hauptchakras gibt es im Körper noch einundzwanzig kleine und zahlreiche sehr kleine Chakras, die als Bezugspunkte in der Akupunktur verwendet werden.

Wenn wir genug über diese Energiezentren wissen, über die Farben, die sie ausstrahlen, und wenn wir ihre Verbindungspunkte zum physischen Körper kennen, werden wir verstehen, wie wichtig es ist, sie in einem Zustand der Harmonie und des Gleichgewichts zu halten. Ein Ungleichgewicht wird sich nämlich früher oder später als Krankheit des physischen Körpers manifestieren. Ein Teil der farbtherapeutischen Behandlung besteht also in der Arbeit mit dem Energiekörper und in der Harmonisierung der Chakras. Wenn eine Farbtherapie so durchgeführt wird, behandelt sie sich nicht nur den physischen und ätherischen Körper, sondern auch die mentalen, emotionalen und spirituellen Aspekte des Patienten.

FARBEN IN DER THERAPIE

Es gibt zahlreiche Möglichkeiten für den therapeutischen Einsatz von Farben. In den vorangegangenen Kapiteln wurde bereits dargestellt, die die Pioniere auf diesem Gebiet Werkzeuge geschaffen und Wege aufgezeigt haben, um Farben auf ihre Patienten zu übertragen. Einige dieser Methoden sind mittlerweile überholt, während andere sich in mehr oder weniger veränderter Form im Laufe der Zeit bewährt haben und noch immer aktuell sind.

Eine häufig genutzte Möglichkeit, Farben zu übertragen, ist die Bestrahlung durch Farbfilter. In langwierigen Versuchen hat man festgestellt, daß das beste Material dafür gefärbtes Glas ist. Im Gegensatz zu farbigen Kunststoffolien, die von einigen Farbtherapeuten eingesetzt werden, enthält das farbige Glas das gesamte Schwingungsspektrum der jeweiligen Farbe. Dadurch kann man die gewünschte richtige Schattierung und Schwingung der Farbe aufnehmen und den Körper wieder harmonisieren.

Wenn man auf diese Weise mit Farben arbeitet, hat es sich als sehr nützlich erwiesen, die zur Behandlung erforderliche Farbe mit ihrer Komplementärfarbe zusammen zu verwenden (siehe Abb. Seite 25). Der Grund dafür ist, daß die Kombination der Farben den Befund stabilisieren kann. Ein Beispiel ist die Behandlung von zu hohem Blutdruck mit der Farbe Blau. Bei einer Person, die in diesem Falle ausschließlich mit Blau behandelt wurde, war zwar eine anfängliche Senkung des Blutdrucks zu beobachten, aber kurz nach der Behandlung stieg der Blutdruck wieder auf ein beängstigend hohes Niveau. Derselbe Befund wurde dann mit Blau und der Komplementärfarbe Orange behandelt. Diesmal fiel der Blutdruck und blieb auch nach der Behandlung stabil.

Methoden der Farbdiagnose

Wenn man einen Menschen mit Farben behandeln will, muß man Mittel und Wege finden, um die Farbe zu bestimmen, die er braucht. Es gibt mehrere Möglichkeiten, dies zu tun, wovon einige sehr einfach und andere etwas komplexer, aber auch weitaus aussagekräftiger sind.

Zwei einfache Möglichkeiten, die Behandlungsfarbe zu bestimmen, sind Kinesiologie und Pendeln.

Die Kinesiologie bedient sich bestimmter Muskeltests, um Schwachstellen zu identifizieren und zu behandeln und damit Unregelmäßigkeiten im Energiesystem des Körpers auszugleichen. Wenn man mit dieser Methode die Farbe bestimmen will, die gerade gebraucht wird, gibt man dem Patienten nacheinander die acht Farbfilter in die linke Hand und bittet ihn, sie vor sich auf Augenhöhe zu halten. Gleichzeitig soll er den rechten Arm horizontal zum Körper ausstrecken. Während der Patient durch jeden einzelnen Farbfilter hindurchschaut, drückt der Therapeut sanft auf seinen rechten Arm. Wenn auf den Druck kein Widerstand zu spüren ist, zeigt das, daß die Person die Farbe braucht, die sie gerade anschaut.

Ein einfaches Pendel kann ebenfalls verwendet werden, um die benötigte Farbe zu bestimmen. Wenn man diese Methode einsetzt, bestimmt man zunächst, welche Bewegung des Pendels „ja" und welche „nein" bedeutet. Dann hält man das Pendel nacheinander über die acht Farben und stellt fest, welche davon gebraucht wird.

Eine der etwas komplexeren Methoden ist die Verwendung einer diagnostischen Farbskala. Diese Methode wird am *Hygeia College of Colour Therapy* gelehrt.

Die diagnostische Farbskala teilt die zweiunddreißig Wirbel der menschlichen Wirbelsäule in vier Abschnitte mit jeweils acht Wirbeln auf. Jedem der acht Wirbel innerhalb der vier Abschnitte wird eine Spektralfarbe zugeordnet. Vom Halswirbelbereich bis hinunter zum Steißbein stehen jeweils acht Wirbel für einen Aspekt der Person. Die ersten acht sind dem mentalen Aspekt zugeordnet, die zweiten

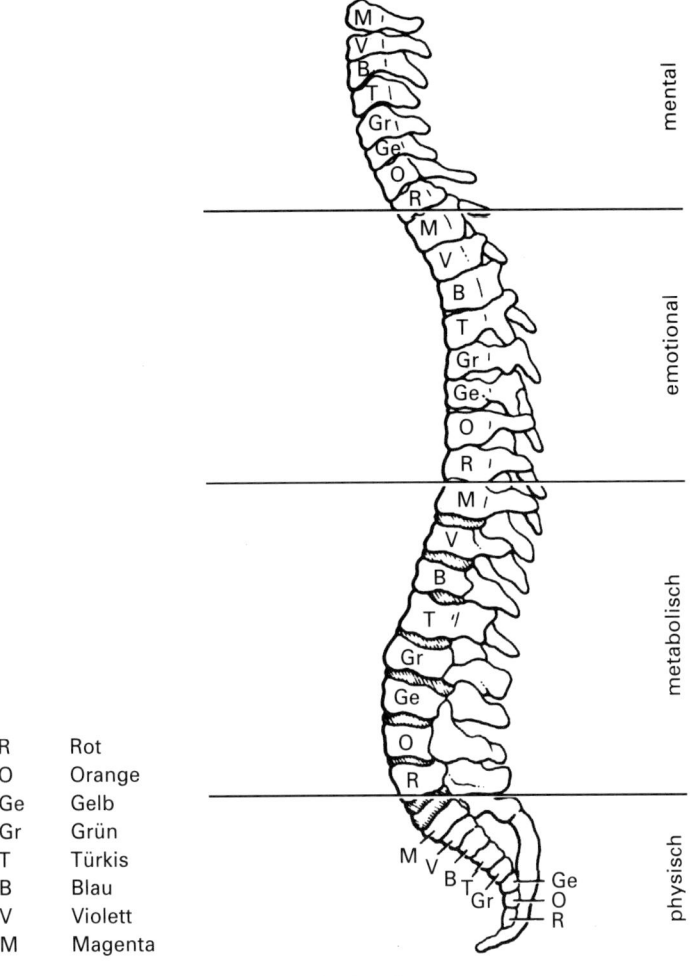

R	Rot
O	Orange
Ge	Gelb
Gr	Grün
T	Türkis
B	Blau
V	Violett
M	Magenta

Die vier Abschnitte der Wirbelsäule

dem emotionalen, die dritten dem metabolischen und die vierten dem physischen.

Wenn ein Patient sich behandeln läßt, bittet man ihn zunächst, seine Unterschrift entlang der Wirbelsäule auf die Rückseite der Skala zu schreiben. Die Unterschrift enthält die Schwingung des Patienten und fungiert als „Zeuge". Von

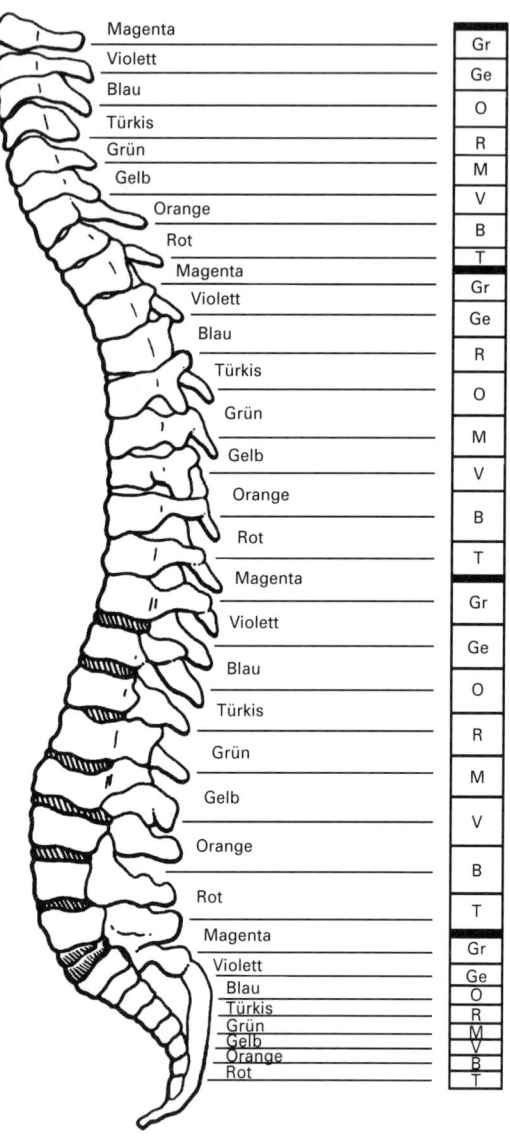

Ausschnitt aus einer diagnostischen Farbskala, wie sie am Hygeia College of Colour Therapy *verwendet wird*

diesem „Zeugen" ausgehend, ist der Behandler in der Lage, die Wirbelsäule auszupendeln, um herauszufinden, welche Wirbel eine Schwingung aussenden. Diese „aktiven" Wirbel werden in ihrer Farbe markiert. Die fertig ausgefüllte Skala ermöglicht es dem Behandler, zu erkennen, was mit dem Patienten auf der mentalen, emotionalen, metabolischen und physischen Ebene passiert.

Methoden der Farbbehandlung

Das Hygeia-Farbtherapiegerät

Um Patienten mit Farben zu behandeln, die durch gefärbte Glasfilter übertragen werden, hat Theo Gimbel vom *Hygeia College of Colour Therapy* ein spezielles Farbtherapiegerät entwickelt. Dieses Gerät ist etwa anderthalb Meter hoch und enthält zwei große Fächer, in denen eine Tageslichtlampe angebracht ist. Der Glasfilter in der benötigten Farbe wird auf die Vorderseite des oberen Kastens gesteckt, der Filter mit der Komplementärfarbe auf den unteren. Diese beiden Farben werden dem Patienten dann automatisch gemeinsam verabreicht, und zwar in einem Rhythmus, der auf der Fibonacci-Zahlenreihe basiert, in der jede Zahl die Summe der beiden vorangegangenen Zahlen ist. In diesem Rhythmus wird die therapeutische Farbe anfangs nur für eine ganz kurze Zeit gegeben, die Komplementärfarbe hingegen etwas länger. Während der Behandlung wird dieser Prozeß umgekehrt und endet mit einer langen Anwendung der therapeutischen Farbe und einer kurzen Anwendung der Komplementärfarbe. Forschungsreihen mit diesem Gerät haben ergeben, daß die Wirkung der therapeutischen Farbe und die der Komplementärfarbe sich gegenseitig neutralisierten, wenn beide Farben während der gesamten Behandlung für einen Zeitraum von zwei Minuten angewandt wurden. Der Körper schaltete dann ab und nahm keine Farben mehr auf. Indem man die zeitliche Abfolge der Farbwechsel an der Fibonacci-Zahlenreihe ausrichtete, führte man ein Überraschungselement ein, und die Farben wurden weiterhin absorbiert. So kann der Körper optimalen Nutzen aus der Therapie ziehen.

Das Farbtherapiegerät wird in Verbindung mit Masken eingesetzt. Diese Masken basieren auf den Formen und Komplementärformen der fünf platonischen Körper und werden vor den farbigen Glasfiltern angebracht. Die fünf platonischen Festkörper sind: das Tetraeder mit vier Flächen, das sich auf die Farbe Rot bezieht; das Oktaeder mit acht Flächen, das sich auf die Farbe Gelb bezieht; das Hexaeder mit sechs Flächen, das sich auf die Farbe Grün bezieht, das Icosaeder mit zwanzig Flächen, das sich auf die Farbe Blau bezieht, und das Pentagondodekaeder mit zwölf Flächen, das sich auf die Farbe Violett bezieht. Wenn wir uns

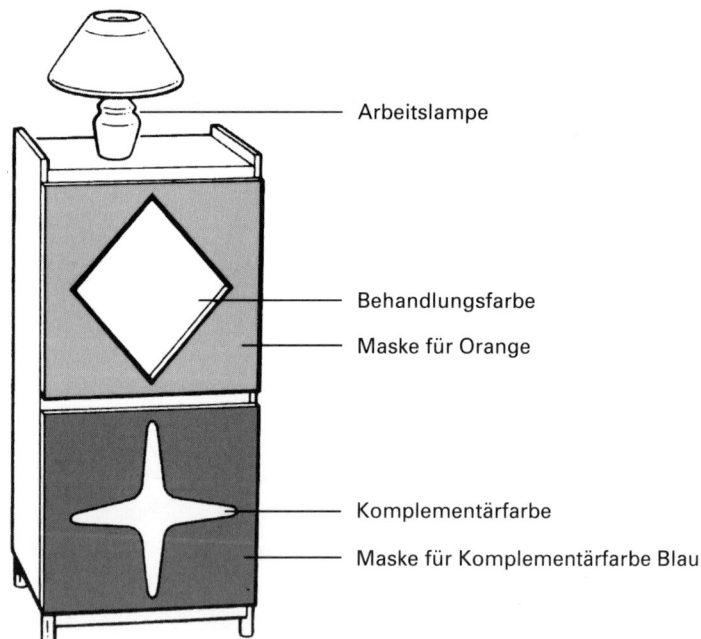

Hygeia-Farbtherapiegerät

die Zellstrukturen von Mineralien, Pflanzen, Tieren und Menschen anschauen, dann entdecken wir, daß sie alle der Struktur der fünf platonischen Festkörper folgen. Die Verwendung von Masken, die sich an diesen Strukturen orientieren, verbessert daher die Behandlung. Die gesamte Farbbehandlung mit diesem Gerät dauert weniger als zwanzig Minuten.

Diese Methode wird immer in einem verdunkelten Raum angewendet, um zu verhindern, daß sich die Farbe durch das Tageslicht verdünnt. Die Person, die behandelt wird, sollte ausschließlich weiße Kleider tragen, damit die angewandte Farbe nicht verfremdet wird. Wenn jemand mit gelbem Licht behandelt wird und blaue Kleider trägt, wird die Farbe, die er erhält, eine Mischung der beiden sein, nämlich Grün.

Solarisiertes Wasser und solarisierte Cremes

Mit Hilfe farbiger Glasfilter kann man Wasser oder Creme solarisieren. Beides wird dem Patienten dann in der erforderlichen Dosis verabreicht.

Um Wasser zu solarisieren, verwendet man entweder farbige Glasflaschen oder einen speziellen Wassersolarisierer. Quellwasser wird in die Flaschen oder in den Solarisierer gegeben und mehrere Stunden lang der Sonne oder hellem Tageslicht ausgesetzt. Diese Methode beruht auf der Theorie, daß die Sonne, wenn sie durch das gefärbte Glas scheint, die Schwingung der Farbe auf das Wasser überträgt.

Während eines Sommerkurses, an dem ich teilnahm, machten wir ein sehr interessantes Experiment. Wasser wurde in acht verschiedenfarbige Solarisierer gegeben und fast den ganzen Tag in der Sonne stehengelassen. Gegen Abend wurden wir gebeten, die acht Gläser mit dem farbsolarisierten Wasser zu probieren und die Ergebnisse aufzuschreiben. Alle Teilnehmer stellten unabhängig voneinander fest, daß das Wasser, das mit verschiedenen Farben solarisiert worden war, unterschiedlich schmeckte. Einige Gläser waren süß, andere sauer, weich, hart und so weiter. Bevor man dieses oder eines der anderen beschriebenen Experimente durchführt, sollte man jedoch auf jeden Fall den Rat eines erfahrenen Farbtherapeuten einholen.

Solarisierte Cremes oder Öle werden nach demselben Prinzip hergestellt. Die Creme muß rein sein, frei von Chemikalien, Duft- oder Konservierungsstoffen. Ideal sind selbstgemachte Cremes, obwohl diese leider nur im Kühlschrank aufbewahrt werden können, weil sie nur eine begrenzte Lebensdauer haben und es nicht vertragen, wenn man sie lange in farbigem Glas der Sonne aussetzt. Wenn eine passende Creme gefunden wurde, wird die gewünschte Menge in ein weißes Behältnis gegeben und der richtig gefärbte Glasfilter darübergelegt. Dann wird das Ganze mehrere Stunden lang in der Sonne stehengelassen. Solarisierte Cremes werden hauptsächlich zur Hautbehandlung verwendet.

Andere Methoden der Farbbehandlung

Kleine gläserne Farbfilter können verwendet werden, um Farben auf einen bestimmten Körperteil zu konzentrieren. Als Lichtquelle dient hier eine Art Taschenlampe. Zur Behandlung einer Infektion am Finger kann dann beispielsweise Licht durch einen türkisfarbenen Filter auf den Finger gerichtet werden. Für eine Zyste wird auf dieselbe Weise ein Stück grünes Glas verwendet.

Eine andere Methode, einen Patienten mit Farbe zu behandeln, besteht darin, daß man das Licht zuerst durch den eigenen Körper leitet. Die Methode wird unter anderem von der *Maitreya School of Healing* angewandt und nennt sich „Mentale Farbtherapie". Die Variante, die am *Hygeia College of Colour Therapy* gelehrt wird, nennt sich einfach nur *Scanning*, was soviel heißt wie „Abtastung". Die Methode, die ich bei meinen Patienten anwende, leitet sich aus beiden Schulen ab.

Sobald der Körper für Farben sensibilisiert worden ist, wird er zu einem wunderbaren, genau berechenbaren Instrument. Es gibt zahlreiche Möglichkeiten, den Körper zu sensibilisieren, aber es ist wichtig, daß er dabei seinem eigenen Rhythmus folgen kann. Wir müssen zulassen, daß wir uns allmählich entfalten, wie eine Blüte ihre Blütenblätter entfaltet. Ich selbst versuche meinen Schülern beizubringen, Farben mit Hilfe der Natur zu fühlen. Die Farben der Natur bieten uns lebendige Energie, ganz im Gegensatz zu den synthetischen Farben, mit denen die meisten Textilien gefärbt sind. Schauen Sie sich das nächste Mal, wenn Sie auf dem Land sind, am Meer oder in einem Garten, das wundervolle Spektrum der Farben in Ihrer Umgebung an. Ich bin sicher, daß Ihnen das die Augen für Dinge öffnet, die Ihnen vorher entgangen sind.

Wenn ich mich selbst zu einem Medium für Farben mache, stelle ich immer wieder fest, wie wichtig es ist, sich selbst dem universalen Geist oder Gott zu widmen und darum zu bitten, daß man ein gutes Medium ist und der Person, die man behandelt, auch wirklich helfen kann.

Nachdem ich mir die Besonderheiten des Patienten, seine Anamnese und seinen derzeitigen Gesundheitszustand notiert habe, fertige ich eine farbdiagnostische Skala an. Dadurch erhalte ich Einsicht in die mentale, emotionale, metabolische und physische Verfassung der Person und kann die benötigte Farbe bestimmen. Danach beginne ich mit der Beratung und anschließend mit der Behandlung.

Bei der Behandlung erläutere ich zuerst, was ich vorhabe, und bitte dann den Patienten, sich auf die Therapiecouch zu legen und vollkommen zu entspannen. Wenn der Patient entspannt ist und bequem liegt, beginnt die Behandlung mit dem Scanning. Dabei wird die Aura des Patienten mit den Händen abgetastet. In jeder Handfläche befindet sich ein kleines Chakra oder Energiezentrum, das, wenn es geöffnet ist, als Auge des Therapeuten dient, durch das er Energieblockaden wahrnimmt. Wir wissen bereits, daß viele Erkrankungen ihren Ursprung in der Aura haben und sich, wenn sie nicht behandelt werden, im physischen Körper niederschlagen. Mit dieser Technik kann man in Erfahrung bringen, ob die Chakras richtig arbeiten oder nicht. Es kann sein, daß die Chakras infolge von Traumata oder Streß ganz oder teilweise blockiert sind. Wenn der Therapeut diese Blockaden bemerkt, kann er versuchen, sie zu beseitigen. Das ist vielleicht bei der ersten oder zweiten Behandlung noch nicht möglich, denn je länger das Problem schon besteht, desto länger dauert es, es zu beseitigen.

Nachdem die Aura abgetastet und Blockaden beseitigt wurden, wird der physische Körper mit Berührung behandelt. Jetzt werden durch die Hände des Therapeuten Farben an den Patienten weitergegeben. Beginnend am Kopf fängt der Therapeut an, den Körper seines Patienten sanft zu berühren, und visualisiert dabei die Farbe, die er durchgeben will. Um dies zu erlernen, bedarf es langer Übung und kompetenter Anleitung. Es kann passieren, daß die durchgegebene Farbe nicht mit der visualisierten identisch ist. Wenn man sich selbst zum Medium für Farben macht, muß man akzeptieren, daß Gott und die höheren Mächte mehr wissen als wir und uns als Medium für diejenige Farbe benutzen, die für den Patienten am besten ist.

Die Behandlung endet, indem der Therapeut seine Handflächen auf die Fußsohlen des Patienten legt und visualisiert, wie goldenes, energiegeladenes Licht den Körper durchfließt. Anschließend bittet der Therapeut darum, daß alle negativen oder unerwünschten Energien vertrieben und die Aura des Patienten von seiner eigenen getrennt wird. Bei dieser Art von Arbeit vermischt sich die Aura des Patienten mit der des Therapeuten, und wenn sie am Ende der Behandlung nicht voneinander getrennt werden, ist es möglich, daß der Therapeut psychisch mit dem Patienten in Verbindung bleibt. Das ist für beide nicht gut.

Ein Farbtherapeut behauptet übrigens niemals, er hätte jemanden geheilt. Nur der Kranke selbst kann sich von seiner Krankheit heilen. Der Therapeut begleitet ihn lediglich auf dem Weg zur Heilung und hilft in erster Linie bei der Suche nach der eigentlichen Ursache der Krankheit – ein Prozeß, der sehr schmerzvoll sein kann.

Bei der beschriebenen Behandlungsmethode wird der Therapeut manchmal von einem Gerät Gebrauch machen, das man eine Farbkristallfackel nennt. Dies ist eine Art Taschenlampe, deren Licht durch gefärbte Glasscheiben in einen spitzen Quarzkristall geleitet wird.

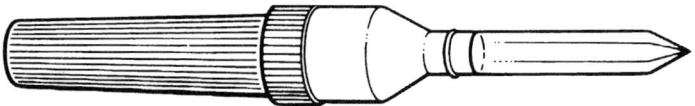

Kristallfackel

Diese Fackel in der richtigen Farbe kann dazu benutzt werden, die Chakras ins Gleichgewicht zu bringen oder spezifische Bereiche des Körpers mit der entsprechenden Farbe zu behandeln. Es gibt noch eine kleinere Version der Fackel, die für die Reflexzonentherapie verwendet wird. Während er mit Farben behandelt wird, sollte der Patient immer ganz in Weiß gekleidet sein. Ich habe in meiner Praxis immer einen Satz weiße Gewänder, die meine Patienten für eine solche Behandlung überziehen.

Wenn man während der Behandlung ein Scanning durchführt, gibt es verschiedene Möglichkeiten, um die Therapiefarbe und ihre Komplementärfarbe auf den Patienten zu übertragen.

Ich verwende entweder lange Seidentücher, die mit natürlichen Farben gefärbt wurden, oder eine besondere Lampe, den „*Colour Space Illuminator*" (Farbraumilluminator). Diese Lampe kann so eingestellt werden, daß sie den ganzen Raum mit der erwünschten Farbe füllt. Wenn die Behandlungsfarbe beispielsweise Blau ist, wird der Farbraumilluminator auf Blau gestellt und flutet den Therapieraum während der Behandlung mit blauem Licht. Wenn die Behandlung beendet ist, wird der Patient zehn oder fünfzehn Minuten lang der Komplementärfarbe, in diesem Fall Orange, ausgesetzt. Wenn diese Lampe in Betrieb ist, sollte der

Raum verdunkelt werden, um zu verhindern, daß das Sonnenlicht die Behandlungsfarbe verdünnt. Wenn man Seidentücher verwendet, sollten diese so groß sein, daß der Patient ganz darin eingehüllt werden kann. Zunächst wählt man ein Tuch, dessen Farbe der Behandlungsfarbe entspricht. Nach der Behandlung wechselt man das Tuch gegen ein anderes in der Komplementärfarbe aus. Die Behandlung mit Seidentüchern sollte in einem hellen, sonnigen Raum stattfinden, damit so viel Licht wie möglich durch das farbige Tuch auf den Patienten fallen kann.

Aura Soma ist eine vollkommen andere Form der Farbtherapie als die bereits erwähnten. Sie wurde von Vicky Wall, einer Pharmakologin und Fußpflegerin, erfunden. Als sie erblindete, entwickelt sie „inneres Sehen" und konnte die Aura anderer Menschen klar und deutlich wahrnehmen.

Aura Soma verbindet verschiedene therapeutische Grundelemente: Kräuterheilkunde, Aromatherapie, Farb- und Lichttherapie und Edelsteintherapie. In mehr als 80 rechteckigen Glasfläschchen befindet sich jeweils eine ölige und eine wäßrige farbige Substanz, die sich aufgrund ihres unterschiedlichen spezifischen Gewichts voneinander getrennt und übereinandergelagert haben. Wenn ein Patient zur Behandlung kam, bat Vicky Wall ihn, eine Flasche zu wählen, wobei sie davon ausging, daß sich die erwählte Farbe auf das Energiefeld des Patienten bezog und er die Farbe deswegen auswählte, weil er ihre stärkende Kraft brauchte. Anschließend bat sie den Patienten, die Flasche mit der linken Hand zu schütteln. Aus den Turbulenzen des Öls konnte sie Rückschlüsse auf den Zustand seines Energiefeldes ziehen. Sie glaubte, daß sich die Öle bei gesunden Menschen schnell wieder abschieden, während die verschiedenen Schichten bei kranken Menschen eine Trübung zeigten, die sich erst allmählich wieder legte.

Um festzustellen, welchen Teilen des Patienten es an Harmonie fehlte, schüttelte sie selbst die Flasche des Patienten an bestimmten Punkte seiner Aura. Je nachdem, ob die Öle trüb wurden oder durchscheinend blieben, wußte sie, ob in dem entsprechenden Körperteil eine Krankheit steckte oder nicht. Am Ende der Behandlung wurde der Patient gebeten, die Flasche mit nach Hause zu nehmen und sie sich täglich anzuschauen, um ihre Vitalenergie in sich aufzunehmen.

Die Öle, die sie zusammenstellte, können auch als Bade- und Massageöle verwendet werden. Auch wenn man sie auf diese Weise verwendet, gelangt ihre Vitalenergie in den physischen Körper.

Leider weilt Vicky mittlerweile nicht mehr unter den Lebenden, aber Aura Soma lebt noch immer. Die Adresse dieser Schule finden Sie im Anhang (Seite 121).

Kombinierte Therapien

Farben können auch zusammen mit anderen Therapien angewendet werden. Meine Arbeit als Reflexzonen- und Farbtherapeutin hat es mir ermöglicht, die Wirkung beider Therapien zwei Jahre lang eingehend zu erforschen. Ich beginne immer mit einer normalen Reflexzonenbehandlung, die sowohl als Therapie als auch als therapeutisches Werkzeug dient. Danach wende ich auf die Reflexzonen, die schmerzen, und auf die, welche mit dem Problem des Patienten in Zusammenhang stehen, Farben an. In Fällen, in denen die Reflexzonen wegen zu großer Schmerzen kaum berührt werden können, verwende ich ausschließlich Farben. Die Erfolge, die ich mit dieser Methode erzielen konnte, sind erstaunlich.

Nachdem ich viele Jahre lang Yoga praktiziert und gelehrt hatte, erkannte ich, daß Yoga nicht nur eine Lebensweise und ein spiritueller Pfad ist, sondern auch eine Art ganzheitliche Therapie, denn die *Asanas* (Körperhaltungen) wirken auf die Chakras ein, die ihrerseits die endokrinen Drüsen beeinflussen. In der Ausstrahlung jedes Chakras ist eine bestimmte Farbe vorherrschend. Weil ich gemerkt hatte, daß die endokrinen Drüsen für die Harmonisierung des physischen Körpers eine große Rolle spielen, forderte ich meine Schüler auf, das betreffende Chakra zu visualisieren und dabei eine bestimmte Körperhaltung einzunehmen. Davon ausgehend brachten wir Atem, Visualisierung und Meditation in Zusammenhang mit Farben und erzielten erstaunliche Ergebnisse.

Die Methoden zur Übertragung von Farben, die ich in diesem Kapitel beschrieben habe, beruhen ausschließlich auf persönlichen Erfahrungen, die ich in meiner Arbeit gesammelt habe. Es gibt jedoch noch zahlreiche weitere Methoden. Eine davon ist die Arbeit mit Edelsteinen. Jeder Stein besitzt eine Resonanz mit einem bestimmten Ton und strahlt eine bestimmte Farbe aus (siehe auch Seite 10). Mit Edelsteinen kann man Chakras ausrichten und ins Gleichgewicht bringen. Dazu legt man auf jedes der sieben Chakras einen Edelstein in der entsprechenden Farbe (siehe auch Seite 58 ff.). Lapislazuli oder Saphir zum Beispiel werden auf das Halschakra gelegt, weil beide in derselben Farbe schwingen.

Wenn man nicht die richtigen Edelsteine zur Hand hat, kann man ersatzweise einen Quarzkristall solarisieren. Dazu wird ein Stück Quarz auf eine Lampe mit einem passenden Farbglasfilter gelegt und bleibt dort dreißig Minuten lang liegen. Nach Gebrauch muß der Kristall gereinigt werden, indem man ihn zwölf Stunden lang in Salzwasser oder in einen frei fließenden Bach legt. Übrigens sollte jeder zur Therapie verwendete Edelstein nach der Behandlung auf diese Weise gereinigt werden.

Ein Patient sollte auch immer auf Möglichkeiten hingewiesen werden, wie er sich selbst mit Farben helfen kann. Wenn wir uns einmal umschauen und auch auf die Farben achten, die wir in unseren Kleidern tragen, werden wir sehen, daß wir uns ständig selbst, ohne es zu wissen, mit Farben behandeln. Wer ein Problem hat, von dem er meint, daß man ihm mit Farbtherapie begegnen kann, sollte sich jedoch auf jeden Fall zuerst an einen erfahrenen Farbtherapeuten wenden, bevor er selbst zu experimentieren beginnt.

WAS FARBEN BEWIRKEN KÖNNEN

Farben wirken auf den ganzen Menschen, auf allen Ebenen, körperlich, geistig und seelisch. Bei der Behandlung steht immer der Mensch im Mittelpunkt, nicht die Krankheit. Daher können Farben auch allen anderen Lebewesen helfen, einschließlich Tieren und Pflanzen. Tiere und Pflanzen reagieren wunderbar auf Farbbehandlungen, denn sie errichten keine künstlichen intellektuellen Barrieren oder blockieren sich selbst dadurch, daß sie nicht richtig an die Heilkraft der Farben glauben. Sie nehmen die Dinge einfach so, wie sie sind.

Eines Tages erkrankte meine Katze Suzie, bekam hohes Fieber und weigerte sich, etwas zu sich zu nehmen. Sie lag nur noch völlig reglos im Sessel. Ich brachte sie zum Tierarzt, und der sagte, daß sie sich einen Virus eingefangen hätte. Er gab ihr eine Spritze mit Antibiotika und verschrieb ihr Tabletten. Die Tabletten bewirkten jedoch das Gegenteil, und es ging ihr immer schlechter statt besser. Völlig verzweifelt begann ich, sie mit Farben zu behandeln, indem ich von der Durchgabemethode Gebrauch machte. Sie lag ganz still, als ich meine Hände über ihren kleinen Körper hielt. Zwei Stunden nach der Behandlung begann sie, etwas Wasser zu schlecken. Ich gab ihr noch einmal eine Farbenbehandlung, bevor ich schlafen ging. Mitten in der Nacht wurde ich von einer feuchten Nasenspitze und einem weichen Fell im Gesicht geweckt, und Suzie versuchte heftig schnurrend unter die Bettdecke zu kriechen. Am nächsten Morgen fraß sie ein wenig. Ich gab ihr noch zwei Behandlungen, und sie erholte sich außerordentlich schnell.

Wenn wir als Menschen ebenso leicht in der Lage wären, die Dinge so zu nehmen, wie sie sind, dann könnten Farben wahre Wunder wirken. Leider jedoch spielt unser Verstand nicht ganz mit, wir sind kritisch und verstandesbetont und bauen uns dadurch selbst Schranken auf. Das geht so weit, daß wir schließlich überhaupt nicht mehr reagieren. Ein gutes Beispiel ist der „Placebo-Effekt". Im Rahmen eines Experiments hat man Patienten, von denen einige todkrank waren, Placebos verabreicht, mit dem Hinweis, daß dies ein neues Medikament sei, das ihre Krankheit heilen könne. In diesem Glauben haben die Patienten sich tatsächlich etwas erholt. Als sie jedoch herausfanden, daß es sich in Wirklichkeit nur um eine Tablette aus Zucker und Wasser gehandelt hatte, ging es ihnen gleich wieder schlechter. Das zeigt, wie stark der Zustand des Körpers von unserem Denken abhängig ist. Genauso kann umgekehrt der Körper auch den Geist beeinflussen. Es kann sich als sehr nützlich erweisen, das Vertrauen eines Kindes oder eines Tieres zurückzugewinnen.

Wenn jemand zu mir in die Behandlung kommt, frage ich immer zuerst, ob er schon mit seinem Arzt gesprochen hat. Wenn nicht, empfehle ich dringend, dies zu tun. Ich vertrete die Auffassung, daß eine begleitende Therapie genau das sein sollte, was damit gemeint ist; nämlich die begleitende Unterstützung einer konventionellen Therapie. Wenn jemand sich entschließt, keinen Arzt aufzusuchen, dann liegt das in seinem Ermessen und in seiner Verantwortung.

Nach einem chirurgischen Eingriff kann eine Farbtherapie die Heilung des Patienten fördern. Wenn jemand wegen einer Krankheit in Behandlung ist, kann die Farbtherapie ebenfalls unterstützend wirken.

Fallbeispiele

Herr A. war gerade aus dem Krankenhaus nach Hause zurückgekehrt. Er hatte sich eine Woche vorher einer Bypass-Operation am Herzen unterzogen. Seine Frau kam zu mir und fragte, ob ich ihm helfen könne. Sie sagte, daß er unter Depressionen und Angstzuständen leide, daß sein

Nacken und seine Schultern sehr verspannt seien und daß er große Schmerzen im Brustkorb habe, an der Stelle, wo man den Knochen durchtrennt hatte, um Zugang zum Herzen zu bekommen. Ich versprach der Frau, ihrem Mann einen Besuch abzustatten.

Ich erlebte Herrn A. als einen sehr empfindsamen und sanften Mann, der jedoch nicht in der Lage war, über seine Gefühle zu sprechen. Er sagte, daß das schon immer sein Problem gewesen sei, und bestätigte, was seine Frau mir bereits erzählt hatte, daß er wegen Schmerzen in den Schultern, im Nacken und im Brustkorb nicht schlafen konnte. Ich führte eine Farbbehandlung durch und massierte abschließend den Nacken und die Schultern mit solarisiertem Öl. Ich empfahl ihm, Arnikatabletten zu nehmen und eine homöopathische Medizin gegen Schock und Verletzungen, und verabredete mich drei Tage später mit ihm zu einer weiteren Behandlung. Am nächsten Tag rief mich seine Frau an und sagte, daß er die ganze Nacht gut geschlafen und sein Zustand sich merklich verbessert habe.

Beim nächsten Besuch sagte er, daß er sich schon viel besser fühle, aber noch immer unter Hals- und Schulterschmerzen leide. Nach der normalen Farbbehandlung massierte ich noch einmal Hals und Schultern mit solarisiertem Öl. Er sagte, daß es seine Schmerzen lindere und ihn sehr entspanne. Als ich ihn eine Woche später aufsuchte, sah er schon viel besser aus. Die Behandlung wurde in wöchentlichen Intervallen noch sechs Wochen lang weitergeführt, und am Ende hatte er sich vollkommen wieder erholt.

Frau F. kam mit einem gebrochenen Handgelenk in meine Praxis. Sie war ins Krankenhaus gebracht worden, wo man ihren Arm zuerst geröntgt und dann in Gips gelegt hatte. Sie hatte starke Schmerzen. Man hatte ihr Schmerzmittel verschrieben, die sie jedoch nur schlecht vertrug. Ich behandelte sie mit Farben, wobei ich mich auf den Arm und das gebrochene Handgelenk konzentrierte. Nach der Behandlung sagte sie, daß die Schmerzen nachgelassen hätten, sobald die Farbe durch ihr Handgelenk gegangen sei.

Während der folgenden Woche gab ich ihr zwei weitere Behandlungen, die die Schmerzen erheblich linderten. Als sie das nächste Mal ins Krankenhaus kam, freuten sich die Ärzte über ihre Fortschritte, und sie konnte den Gips früher als erwartet wieder abnehmen lassen. Sie freute sich sehr darüber, gestand mir aber, daß sie sich nicht getraut hatte, dem Krankenhauspersonal von ihrer Farbtherapie zu erzählen.

Frau G. kam zu mir mit Rheuma, einer Krankheit, bei der die Gelenke schmerzhaft entzündet, geschwollen und in ihrer Funktion beeinträchtigt sind. Das Rheuma hatte vor einigen Jahren nach einem Sturz angefangen. Sie war mit entzündungshemmenden Mitteln und für kurze Zeit mit Steroiden behandelt worden. Wegen der Nebenwirkungen der Steroide hatte sie die Einnahme eingestellt. Hauptsächlich waren ihre Finger, Handgelenke und Halswirbel betroffen. Wir sprachen über ihre Ernährung, wobei sich herausstellte, daß sie sich nicht richtig ernährte, und ich empfahl ihr, zu einem Ernährungsberater zu gehen. Während der Farbbehandlung wurde besonders auf die entzündeten Gelenke geachtet. Nach der Behandlung wurden diese mit solarisiertem Öl massiert, und Frau G. wurde gebeten, dasselbe auch zu Hause zu tun. Sie kam vier Monate lang wöchentlich einmal zur Behandlung. In Kombination mit ihrer neuen Diät brachte die Farbtherapie eine deutliche Besserung. Als ich sie zuletzt sah, waren ihre Gelenke zwar noch ein wenig steif, aber die Schwellungen und die Schmerzen waren verschwunden.

Herr H. kam in die Behandlung wegen chronischer Probleme mit den Nebenhöhlen, die ihn bereits seit mehreren Jahren plagten. Er war zwar bei mehreren Ärzten in Behandlung gewesen, hatte jedoch alle Therapien vorzeitig abgebrochen. Er war sehr lebenslustig, immer freundlich und gut gelaunt, aber ziemlich übergewichtig. Ich fragte ihn, warum er sich mit Farben behandeln lassen wolle. Seine Antwort war, daß er von seiner Lebensgefährtin davon gehört hatte. Die wiederum hatte etwas darüber in einer

Zeitschrift gelesen. Es war eine Spezialität von ihm, alles Mögliche auszuprobieren. Ich befragte ihn über seine Eßgewohnheiten, und es stellte sich heraus, daß er regelmäßig große Mengen Milchprodukte zu sich nahm. Ich riet ihm, dies aufzugeben, weil es seine derzeitigen Schwierigkeiten noch verstärke. Mit einem Augenzwinkern versprach er, es zu versuchen. Wir fuhren mit der Behandlung einen Monat lang einmal wöchentlich fort, und bei jedem Besuch fragte ich ihn, wieviel Milchprodukte er zu sich genommen hätte. Mit demselben Augenzwinkern sagte er mir, daß er es noch nicht geschafft habe, diese Angewohnheit ganz aufzugeben, aber immer noch die Absicht hätte, es zu tun. Bei seinem letzten Besuch hatte sich immer noch nichts an seinen Eßgewohnheiten geändert, und er litt noch immer unter denselben Beschwerden. Völlig ratlos schaute ich ihn an. Mit einem breiten Grinsen verriet er mir, daß ihm die Behandlung mit den Farben sehr viel Freude gemacht hätte und er die Erfahrung um nichts in der Welt missen möchte. Und was seine Ernährung anbelangte – so dachte er immer noch darüber nach...

Leider gibt es immer wieder Menschen, die in der Farbtherapie einen letzten Hoffnungsschimmer sehen, nachdem man ihnen gesagt hat, daß man nichts mehr für sie tun könne. Normalerweise heißt das, daß sie erst dann eine begleitende Therapie beginnen, wenn ihre Krankheit schon so weit fortgeschritten ist, daß die einzige Hilfe, die man ihnen noch geben kann, in einer Linderung ihrer Schmerzen durch liebevolle Zuwendung besteht. Ich persönlich glaube, daß es Menschen gibt, die sich bereits bei ihrer Inkarnation in einen physischen Körper für eine bestimmte Todesart mit einer bestimmten Krankheit entschieden haben. Wenn es dann soweit ist, besteht die Aufgabe des Therapeuten darin, den Patienten bei seinem Dahinscheiden mit Liebe und Beistand zu begleiten.

Ich glaube, daß Fräulein J. eine solche Person war. Sie war noch jung und suchte mich mit Brustkrebs im fortgeschrittenen Stadium auf. Eine Brust war nur noch eine offene, eiternde Wunde, an der der Tumor durch die Haut gebrochen war, und die andere Brust war verhärtet von einem Tumor, der ebenfalls kurz davor war durchzubrechen. Fräulein J. war eine sehr kluge und freundliche Person. Sie setzte großes Vertrauen in die begleitende Therapie und war bereits seit der Entdeckung der ersten Knoten in der Brust behandelt worden. Ich sah sie zum erstenmal drei Monate bevor sie starb, und sie suchte mich während dieser drei Monate regelmäßig zur Behandlung auf. Dadurch wurde sie fast völlig schmerzfrei. Wir sprachen viel über den Tod und über das Leben nach dem Tod, an das sie fest glaubte. Niemals hörte ich, daß sie sich beklagte oder den Mut verlor, und niemals gab sie die Hoffnung auf, vielleicht doch noch geheilt zu werden. Sie starb zu Hause im Kreis ihrer Familie, ganz friedlich und frei von Schmerzen.

Eine Frage, die mir von meinen Patienten häufig gestellt wird, ist: „Werde ich während der Behandlung irgend etwas fühlen?" Die Antwort ist, daß einige etwas fühlen und andere nicht. Was gefühlt wird und was nicht, hängt ganz von der Sensibilität des Patienten ab. Normalerweise fordere ich meine Patienten während der Behandlung nicht auf, etwas zu sagen. Die Hauptgründe dafür liegen zum ersten darin, daß man sich beim Sprechen schlechter entspannen kann, und zum zweiten, daß es meine Konzentration stört. Aber auch von dieser Regel gab es schon eine Ausnahme:

Frau J. kam zu mir, weil sie Probleme mit den Wechseljahren hatte. Weil sie der Meinung war, die Wechseljahre seien ein völlig natürlicher Prozeß, wollte sie sich keiner Hormonbehandlung unterziehen. Wir sprachen darüber, und ich vertrat die Auffassung, daß während der Wechseljahre die irdischen Energien, die Frauen in der fruchtbaren Phase ihres Lebens zur Verfügung stehen, in spirituelle Energien umgewandelt werden. In vielen alten Kulturen war dies die Zeit, in der eine Frau zur Priesterin oder Göttin wurde. Viele Frauen glauben heute, daß sie alt werden, wenn sie in diese Phase ihres Lebens kommen, und daß ihr Leben nun nichts mehr wert sei. Viele versuchen krampfhaft, an Jugend und Schönheit festzuhalten, was so weit gehen kann, daß sie sich einer Schönheitsoperation unterziehen. Wenn sie nur sehen könnten, daß Schönheit von innen kommt! Sicherlich sind die Wechseljahre eine Zeit des Übergangs, aber des Übergangs in einen neuen Lebensabschnitt. Mit der richtigen Einstellung kann diese Zeit aufregend und erfüllend sein, ein richtiges Abenteuer. Ich stimme zu, daß einige Symptome des Klimakteriums nicht gerade angenehm sind, aber jeder Wandel, gleich in welchen Zusammenhang, ist mit Unannehmlichkeiten verbunden.

Nachdem wir eine Weile darüber gesprochen hatten, gab ich Frau J. eine Behandlung, wobei ich sie zuerst in Entspannung versetzte und dann ihre Aura abtastete. Als ich an ihren Chakras arbeitete, begann sie mir von den Farben zu erzählen, die sie hinter ihren geschlossenen Augen sah. Ich fand dies außerordentlich faszinierend. Manchmal sprach sie von denselben Farben, die ich gerade visualisierte, manchmal von anderen. Ich muß zugeben, daß ich mich weit ausführlicher mit ihren Chakras beschäftigte als mit den Chakras anderer Patienten. Nach der Behandlung sprachen wir über ihre Erlebnisse. Sie sagte mir, daß sie schon immer sehr empfänglich für Farben in ihrer Umgebung und ihrer Kleidung war. Auch bei darauffolgenden Behandlungen hatte sie ähnliche Erlebnisse.

Manche Patienten fühlen die durchgegebenen Farben eher, als daß sie sie sehen. Einige erleben sie als Energie, die ihren Körper durchströmt. Andere fühlen Wärme oder ein Prickeln in der behandelten Körperregion. Ich hatte Patienten, die unwillkürlich ihre Gliedmaßen, ihren Kopf oder ihren Rumpf bewegten, während sie mit Farben behandelt wurden. Wenn sie mich fragten, was passierte, mußte ich ihnen sagen, daß ich es auch nicht wüßte, daß ich die Energien nur weitergebe und hoffe, daß alles, was während der Behandlung passiert, zum Nutzen des Patienten geschehe.

Vor einigen Monaten kam ein Herr B. zu mir in die Behandlung. Er litt unter Herzklopfen und Angstzuständen und war in Behandlung bei einem Arzt, der ihm versichert hatte, kein Herzproblem zu haben, und ihm Beruhigungsmittel verschrieb. Während unseres Gesprächs stellte ich fest, daß er private Probleme hatte. Ich fragte beiläufig, wie es ihm zu Hause ginge, und er sagte, daß alles in bester Ordnung sei. Bei seinem zweiten Besuch fertigte ich eine diagnostische Farbskala an, und meine Vermutungen bestätigten sich. Ich ging die Skala mit ihm durch und erklärte ihm, daß alles auf ein emotionales Trauma hinwies, das sich in seinem physischen Körper in Form der Symptome niederschlug, die er erlebte. Noch einmal beteuerte er mir, daß alles in Ordnung sei, daß er eine wunderbare Frau und ein gutes Familienleben habe. Bei seinem dritten Besuch schnitt ich das Thema Ehe und Familie noch einmal an. Darauf folgte ein Schweigen von fast fünfzehn Minuten. Anschließend begann er zu reden wie ein Wasserfall. Er schüttete mir sein Herz aus und sprach über alle seine Probleme, besonders über die Beziehung zu seiner Frau. Er gab zu, noch niemals mit irgend jemandem darüber gesprochen zu haben. Danach sah ich ihn ungefähr drei Wochen lang nicht wieder. Als er wieder kam, berichtete er, daß er sich viel besser fühle und mittlerweile, mit dem Einverständnis seines Arztes, die Beruhigungsmittel abgesetzt habe. Er sagte, daß er bisher noch keine Lösung gefunden habe, aber daß die Tatsache, daß er darüber sprechen und seine Probleme annehmen konnte, schon der halbe Weg zur Lösung und Heilung war.

Eine andere Patientin, Frau C., klagte über Depressionen und einen Mangel an Energie. Sie war selbst eine begleitende Therapeutin und hatte das Gefühl, daß sie für ihre Patienten kein gutes Vorbild sei. Daher nahm sie keine neuen Patienten an und ließ ihre Praxis allmählich auslaufen. Wir sprachen über ihre Arbeit und ihre Familie, worüber sie sich nur sehr zurückhaltend äußerte. Auch für sie fertigte ich eine diagnostische Farbskala an.

Die Skala zeigte sehr viele emotionale und mentale Traumata und kaum Freude am Leben. Da sagte sie mir, daß es mit ihrer Ehe bergab gehe und sie mittlerweile einen anderen Mann gefunden habe, weil ihr eigener sie nicht mehr lieben und verstehen konnte. Eigentlich ging das gegen ihre moralischen Prinzipien, denn sie hätte es viel lieber gehabt, wenn ihr eigener Mann ihr all das hätte geben können, was der andere ihr gab. Bevor ich sie behandelte, sprachen wir über die verschiedenen Wege, die sie einschlagen könnte. Bei ihrem zweiten Besuch sagte sie mir, daß sie über alles, was wir besprochen hatten, nachgedacht und sich entschlossen habe, ihrem Mann die Wahrheit zu sagen. Das nächste Mal erschien sie nicht mehr persönlich, sondern schrieb mir einen Brief. Sie hatte ihrem Mann die Wahrheit gesagt. Anfänglich war er sehr wütend und ärgerlich gewesen, aber schließlich hatten sie darüber geredet und waren nun beide bemüht, mehr Verständnis füreinander aufzubringen.

Einigen Menschen ist es fast unmöglich, über sich selbst und ihre Probleme zu sprechen. Sie stecken ihren Ärger und ihre Frustration ständig weg und lassen sich buchstäblich davon auffressen. Wenn sie nichts daran tun, laufen sie Gefahr, daß dieser Zustand in Krebs mündet. Solchen Menschen kann eine Farbbehandlung helfen, und sie werden plötzlich anfangen zu sprechen. Nach meiner Erfahrung sind Farben in der Lage, selbst hartnäckige Barrieren einzureißen. Alte Strukturen, die einst errichtet wurden, um wie innere Dämme das Wasser des Unterbewußtseins zurückzuhalten, brechen ein, und die Spannung löst sich.

Herr D. suchte mich auf und klagte über Verdauungsstörungen. Er war in ärztlicher Behandlung und hatte sich verschiedenen Tests unterzogen, um das Problem zu identifizieren und zu lokalisieren. Herr D. war Inder und gläubiger Hindu. Während eines Besuches in Indien hatte er sich einigen ganzheitlichen Therapien unterzogen, die sein Leiden etwas gelindert hatten. Er erklärte mir, daß er während seines letzten Besuches verheiratet worden war – eine von der Familie arrangierte Heirat –, daß er aber ohne seine Braut hatte zurückkehren müssen, weil diese nicht über die nötigen Einreisepapiere verfügte. Gegenwärtig lebte er bei seinen Eltern. Er sagte, daß sein größtes Problem darin bestehe, wegen seiner Krankheit nicht ganztags arbeiten zu können. Ich fertigte eine diagnostische Farbskala für ihn an und begann mit der Behandlung.

Bei seinem zweiten Besuch berichtete er, daß sich sein Zustand einige Tage lang leicht verbessert habe. Anschließend habe er jedoch einen Rückfall gehabt. Als ich bei der Behandlung Farben an seinen Solarplexus durchgab, hatte ich das Gefühl, meine Hände würden dort viel länger festgehalten als sonst. Dabei merkte ich, daß Herr D. verzweifelt gegen seine Tränen ankämpfte. Ich nahm meine Hände von seinem Solarplexus und ermutigte ihn zu weinen. Schließlich begann er zu sprechen.

Sein Problem war sehr schwierig. Im Grunde hatte er gar nicht heiraten wollen. Er war der Älteste, und das machte ihn nach den Gepflogenheiten seiner Kultur für seine jüngeren Brüder und seine Schwester verantwortlich. Er hatte jedoch das Gefühl, daß diese Verantwortung mehr war, als er tragen konnte. Darüber hinaus fühlte er sich verpflichtet, sich in seine arrangierte Ehe zu fügen, was ihm noch mehr Verantwortung aufbürdete. Sein Weg, das Problem zu lösen, bestand darin, krank zu werden. Wenn er krank war, würde man nicht von ihm erwarten, all die Verantwortung zu tragen, die man ihm auferlegt hatte. Die Farbbehandlung und seine neugewonnene Fähigkeit, frei über seine Probleme zu sprechen, halfen ihm schließlich, seine Lage zu erkennen.

Frau E. kam zu mir und klagte über Depressionen und Gewichtsprobleme. Sie war alleinstehend, aus Krankheitsgründen arbeitslos, hatte aber vor, eine Ausbildung zur begleitenden Therapeutin zu machen. Wir sprachen sowohl darüber als auch über ihre Gesundheitsprobleme. Ihre diagnostische Farbskala zeigte Freudlosigkeit, emotionale Traumata, Störungen im Verdauungssystem und einen Mangel an physischer Energie. Als ich ihr das erklärte, gestand sie mir, daß sie unter Bulimie litt, einer Art Freßsucht mit anschließendem, selbst herbeigeführtem Übergeben. Normalerweise steht die Bulimie in Zusammenhang mit der Angst vor Übergewicht sowie Streß und Depression. Ich fragte sie, ob sie in ärztlicher Behandlung sei. Sie verneinte und sagte, daß sie auch nicht beabsichtige, einen Arzt aufzusuchen. Als ich sie mit Farben behandelte, hatte ich das Gefühl, daß sie versuchte, sich der Behandlung zu widersetzen. Als wir darüber sprachen, bestätigte sie meine Beobachtung, sagte aber, sie wisse nicht, warum es so sei. Auch bei ihrem zweiten Besuch hatte ich den Eindruck, daß sie sich der Behandlung widersetzte. Ich ging in mich und lauschte der Stimme meiner Intuition, die mir riet, an ihrem Herzchakra zu arbeiten. Allmählich brach ihr Widerstand, und sie begann zu weinen. Schließlich erzählte sie mir, daß sie als Kind nicht geliebt worden war und immer auf der Suche nach Liebe gewesen sei. Nachdem sie die Schule verlassen hatte, fand sie einen Job in der Gastronomie und arbeitete sich langsam hoch, bis sie schließlich ein angesehenes, gutgehendes Restaurant führte. Sie war sehr fleißig und hatte nur wenig Zeit für sich selbst. Während dieser Lebensphase begann sie eine Beziehung mit einem Mitarbeiter, der sie sehr verletzte und schließlich wegen einer anderen Frau verließ. In der Folge erlitt sie einen Nervenzusammenbruch. Sie verlor ihre Stellung und suchte Trost im Essen. Ich arbeitete drei Monate lang mit ihr, und allmählich besserte sich ihr Zustand. Sie beschäftigte sich mit einer ganzen Reihe von begleitenden Therapien und fand schließlich einen Teilzeitjob. Das letzte Mal, als ich sie sah, hatte sie begonnen abzunehmen und arbeitete sehr stark an sich selbst. Sie hatte zwar noch gelegentlich Rückfälle, aber immer seltener.

Fernheilung

Aus verschiedenen Gründen sind einige Patienten nicht in der Lage, persönlich in meine Praxis zu kommen, und schreiben mir mit der Bitte um Fernheilung. Häufig bezieht sich die Bitte auf einen Freund oder Geliebten. In dieser Situation bitte ich sie immer zuerst, die Erlaubnis der Person einzuholen, für die sie die Heilung wünschen. Eine Fernheilung kann Veränderungen bewirken, die durchaus besorgniserregend sein können, wenn die betreffende Person nicht darauf vorbereitet ist. Außerdem bin ich der Meinung, daß es eine Einschränkung der Persönlichkeitsrechte ist, wenn man mit jemandem auf diese Weise ohne seine Einwilligung arbeitet.

Um einen Menschen aus der Distanz heraus zu behandeln, ist ein „Zeugnis" dieser Person in Form eines Fotos, einer Haarsträhne oder einer handschriftlichen Mitteilung nötig. Dieses Zeugnis wird unter die diagnostische Skala der Wirbelsäule gelegt, bevor man sie auspendelt und ausfüllt. Nachdem die Skala ausgefüllt ist, was an sich schon eine Form der Behandlung darstellt, kann die Fernheilung auf zwei verschiedene Weisen durchgeführt werden.

Die erste besteht darin, die „aktiven" Wirbel auf der Wirbelsäulenskala über die Farbfackel mit den richtigen Farben zu behandeln. Jeder aktive Wirbel erfährt eine etwa fünfzehn Sekunden lange Behandlung. Diese wird an jeder Wirbelsäulenskala nur einmal durchgeführt. Die zweite Methode ist die Visualisierung. Der Patient wird entweder auf einer Therapiecouch oder in einem wunderschönen Garten visualisiert. Die Farben, die er braucht, werden dann mental auf die entsprechenden Körperteile projiziert. Anschließend wird visualisiert, wie sich der Zustand des Patienten bessert, er erstarkt und all seine Beschwerden verschwinden. Die Behandlung endet, indem man den Patienten in einen goldenen Lichthof einhüllt, um ihm Energie und Schutz zu verleihen.

In beiden Fällen wird ein schriftlicher Bericht über den Verlauf der Behandlung abgefaßt und an den Patienten gesandt. In diesem Bericht werden Hinweise auf Möglichkeiten zur Selbsthilfe mit Farben sowie Ernährungsempfehlungen gegeben, falls diese angebracht sind.

WIE HELFE ICH MIR SELBST MIT FARBEN?

Einer der Hauptgründe für Krankheiten in unserer Zeit ist der Streß. Wir stehen am Anfang des Wassermannzeitalters, und der Planet Erde und seine Bewohner machen viele Veränderungen durch. Viele Menschen stellen fest, daß ihr Lebensstil, ihre Beziehungen und ihre Lebensmuster zerbrechen, damit neue entstehen können. Das kann zu einem Gefühl der Unsicherheit und Verwirrung führen. Häufig fühlen wir uns einsam, ahnen nicht, wo der nächste Schritt uns hinführen wird, und wissen nicht einmal, was wir als nächstes tun sollen. Um auf eine höhere spirituelle Ebene zu kommen, müssen wir uns jedoch verändern. Wenn wir nicht in der Lage sind, dies zu akzeptieren und mit den Gezeiten des Lebens zu fließen, werden wir Angst und Streß in uns erzeugen. Das hat zur Folge, daß unser physischer Körper nicht voll funktioniert und wir letztlich krank werden. Wenn wir uns bewußt sind, daß wir unter Streß stehen, können wir Farben einsetzen, um den Streß zu lösen. Die Farbe, die normalerweise dazu verwendet wird, ist Blau.

Für die folgende Übung brauchen Sie einen langen Schal aus blauer Seide oder Baumwolle. Achten Sie darauf, daß Sie weiß gekleidet sind, und legen Sie sich in einen warmen, sonnigen oder hell erleuchteten Raum auf den Boden. Strecken Sie sich auf dem Boden aus, die Füße etwas auseinander, die Handflächen zur Decke gerichtet. Legen Sie sich ein Kissen unter den Kopf, um den Nacken nicht zu verspannen. Wenn Sie mögen, können Sie leise Musik spielen lassen. Bedecken Sie Ihren Körper ganz mit dem blauen Schal. Entspannen Sie sich und lassen Sie alle Ihre Gedanken los. Visualisieren Sie Ihre Gedanken als Blasen, die in die Atmosphäre aufsteigen und sich sanft ausbreiten, wenn Sie sie loslassen. Wenn Sie Ihre Gedanken zur Ruhe gebracht haben, konzentrieren Sie sich auf Ihren physischen Körper. Beginnen Sie bei den Zehen und arbeiten Sie sich langsam bis zum Kopf vor. Versuchen Sie, alle Spannungen loszulassen, und lassen Sie Ihren Körper schwer und entspannt werden. Lassen Sie Ihre Gedanken in der Musik ruhen und Ihren Körper die blauen Strahlen aufnehmen. Diese Übung kann zweimal täglich durchgeführt werden.

Verschiedenfarbige Seidentücher können gegen die verschiedensten Leiden eingesetzt werden: Gelb gegen Arthritis, Orange gegen Depressionen und so weiter (siehe auch Seite 27ff.). Die einzigen Ausnahmen sind Rot und Grün, die nur unter der Leitung eines erfahrenen Farbtherapeuten eingesetzt werden sollten.

Yoga und Farbvisualisation

Bedingt durch das Tempo des modernen Lebens haben viele von uns keine Zeit mehr für ihren Körper. Häufig erzählen mir Patienten, daß sie im Alltag reichlich Gelegenheit haben, etwas für ihren Körper zu tun, indem sie beispielsweise zum Bus oder zur Bahn rennen, beim Einkaufen oder im Büro treppensteigen, von einer Abteilung zur anderen hetzen. Was sie dabei übersehen, ist jedoch, daß sie das normalerweise unter Streß tun und dabei all die verschiedenen Dinge im Kopf haben, die erledigt werden müssen. Wirkliche Körperübungen sollen Streß abbauen. Das ist nur möglich, wenn auch die Gedanken entspannt sind und man sich völlig auf das konzentrieren kann, was der Körper tut. Es gibt viele ausgezeichnete Übungsformen, die Streß abbauen und den Körper entspannen. Eine Form, mit der ich seit vielen Jahren arbeite, ist Yoga, und Yogaübungen können ausgezeichnet mit Farben kombiniert werden.

Jede der hier vorgestellten Yogahaltungen geht auf eines der Chakras ein und steht mit einer bestimmten endokrinen Drüse in Zusammenhang. Wenn man diese Körperhaltungen oder Asanas praktiziert, kommt es auf die Zeit an, die man in der jeweiligen Stellung verharrt, nicht auf die Anzahl der Wiederholungen. Ein Anfänger wird jede Stellung nur für relativ kurze Zeit halten können. Erst allmählich, während der Körper immer kräftiger und gelenkiger wird, können die Asanas entspannt für längere Zeit gehalten werden. Während man in einem Asana verharrt, visualisiert man das dazugehörige Chakra, bringt es ins Bewußtsein und stellt sich die Farbe vor, die von ihm ausstrahlt. Wenn man während einer Übungssitzung mit allen sieben Chakras arbeitet (und das sollte man auf jeden Fall tun), werden alle sieben Farben gleichermaßen ins Spiel gebracht und können Streß lösen, den Körper mit Energie versehen und ihn wieder in Harmonie bringen.

Ziehen Sie sich bequeme und lockere Kleider an und lassen Sie sich vier Stunden nach Ihrer letzten Mahlzeit Zeit, bevor Sie anfangen. Wenn möglich, sollten Sie täglich um dieselbe Zeit üben, weil dies eine Disziplin erzeugt, die Ihnen hilft, es regelmäßig zu tun. Die ideale Zeit ist am Morgen, direkt nach dem Aufstehen, auch wenn der Körper zu diesem Zeitpunkt am steifsten und unbeweglichsten ist. Machen Sie sich nichts draus, wenn Sie die eine oder andere Haltung nicht ganz einnehmen können. Seien Sie sich Ihres Körpers bewußt und überanstrengen Sie sich nicht. Wenn Sie die Haltung so gut eingenommen haben, wie Sie können, halten Sie sie und versuchen sich vorzustellen, wie die betreffende Farbe aus dem Chakra in Ihre Aura ausstrahlt.

Bevor Sie mit den Übungen anfangen, sollten Sie sich hinlegen und etwa fünf bis zehn Minuten lang bewußt entspannen. Es ist viel leichter, einen entspannten Körper zu bewegen als einen verspannten. Tun Sie dasselbe nach jeder Sitzung.

Rot – Muladhara oder Basiszentrum

Legen Sie sich auf den Rücken, die Beine zusammen, die Hände an den Seiten ausgestreckt. Ziehen Sie das Kinn auf die Brust, um die Halswirbel zu entspannen. Atmen Sie ein und bringen Sie Ihr rechtes Knie hoch bis an die Brust, indem Sie es mit beiden Händen an sich ziehen. Achten Sie darauf, daß Ihr linkes Bein in einer entspannten Position am Boden bleibt. Atmen Sie aus und bringen Sie Ihren Kopf so nah wie möglich an Ihr Knie. Halten Sie diese Position flach atmend, solange es bequem möglich ist, und richten Sie Ihre Aufmerksamkeit dabei auf das Basischakra. Visualisieren Sie die klaren roten Strahlen, die von diesem Chakra ausgehen, und lassen Sie sie in Ihre Aura fließen. Atmen Sie ein und lassen Sie sich rückwärts auf den Boden sinken. Wiederholen Sie die Übung mit dem linken Bein und dann mit beiden Beinen gleichzeitig.

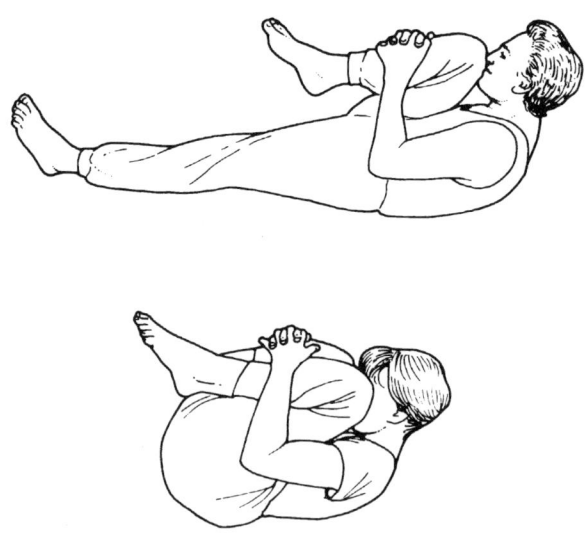

Orange – Svadhisthana oder Sakralzentrum

Stehen Sie aufrecht, die Füße etwa fünfzehn Zentimeter voneinander entfernt. Achten Sie darauf, daß Ihre Füße parallel stehen und Sie gut geerdet sind. Strecken Sie Ihre Wirbelsäule, indem Sie sich vorstellen, daß ein Ballon an Ihrem Scheitel befestigt ist, der Ihren Körper langsam hochzieht. Beugen Sie beim nächsten Ausatmen den Rumpf von der Hüfte aus nach vorn und fassen Sie mit den Händen Ihre großen Zehen. Halten Sie diese Position und atmen Sie ein. Achten Sie darauf, daß Ihre Wirbelsäule gerade ist und daß Ihre Knie entspannt bleiben. Beugen Sie mit dem Ausatmen Ihren Oberkörper noch weiter nach vorn und hinunter zu den Füßen. Wenn Sie nicht mehr weiter nach unten kommen, konzentrieren Sie Ihre Aufmerksamkeit auf das Sakralchakra und visualisieren ein klares helles Orange, das aus diesem Chakra strömt und in Ihre Aura strahlt. Halten Sie diese Position so lange wie möglich, bevor Sie wieder einatmen und zur stehenden Haltung zurückkehren.

Vorsicht: Wer unter Rückenproblemen oder Ischias leidet, sollte von dieser Übung Abstand nehmen!

Nutzen: Diese Übung beseitigt unter anderem überschüs-

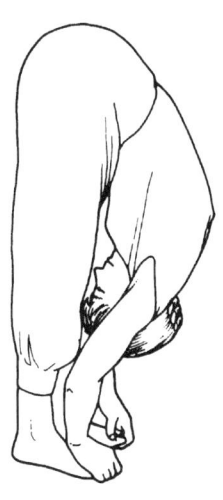

siges Fett, Blähungen, Verstopfung und Verdauungsstörungen. Sie kräftigt die Wirbelsäule und die Rückenmuskulatur und hilft bei Problemen mit den Geschlechtsorganen. Sie erhöht den Blutfluß ins Gesicht und zum Gehirn.

Gelb – Manipura oder Solarplexuszentrum

Sie knien auf dem Boden, die Füße und Knie zusammen, die Zehen aufgestützt. Legen Sie die rechte Hand auf die rechte Ferse und die linke Hand auf die linke Ferse und drücken Sie mit den Händen auf Ihre Füße. Legen Sie vorsichtig den Kopf in den Nacken und biegen Sie die Wirbelsäule in einem Bogen rückwärts, bis Ihre Hüften über den Knien stehen. Während Sie diese Position halten, konzentrieren Sie sich auf den Solarplexus. Visualisieren Sie ein schönes, helles Gelb, das von diesem Chakra ausstrahlt und Ihre Aura füllt. Wenn Sie müde werden, lassen Sie die Füße los, setzen sich zurück auf die Beine und entspannen sich.

Nutzen: Diese Übung dehnt und belebt die gesamte Wirbelsäule und macht sie geschmeidig. Darüber hinaus wirkt sie sich auf die Organe und Muskeln des Bauches sowie auf die Schultergelenke aus.

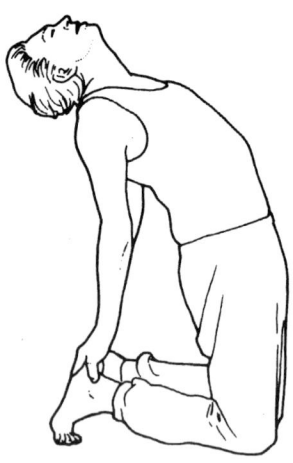

Grün – Anahata oder Herzzentrum

Stehen Sie mit den Füßen zusammen, die Wirbelsäule gerade, die Schultern gestrafft, und öffnen Sie Ihre Brust. Atmen Sie ein und spreizen Sie mit einem Sprung die Füße einen Meter weit auseinander. (Wenn Sie unter Rückenproblemen leiden, sollten Sie die Füße langsam auseinanderbewegen.) Drehen Sie Ihren rechten Fuß um neunzig Grad nach außen und Ihren linken Fuß leicht nach rechts. Atmen Sie aus und beugen Sie Ihr rechtes Knie rechtwinklig ab, bis es in einer Linie mit der Ferse ist. Strecken Sie die Arme horizontal aus und drehen Sie den Kopf, so daß Sie Ihre rechte Hand sehen. Stellen Sie sich vor, daß Ihre Hände gehalten und sanft auseinandergezogen werden, um die Brust zu weiten. Konzentrieren Sie sich auf Ihr Herzzentrum und visualisieren Sie ein klares, helles Grün, das von dort ausstrahlt, in Ihre Aura strömt und es Ihnen ermöglicht, Ihre Energien ins Gleichgewicht zu bringen. Wenn Sie müde werden, atmen Sie ein und kehren zur stehenden Haltung zurück. Entspannen Sie sich einige Sekunden lang, bevor Sie die Übung auf der anderen Seite wiederholen.

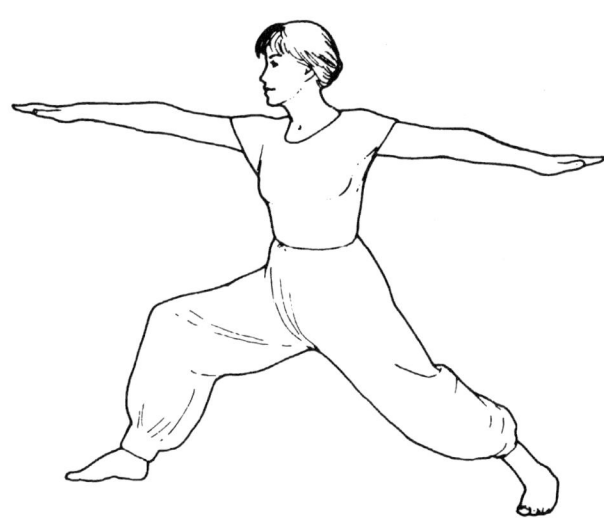

Vorsicht: Nicht für Menschen mit schwachem Herzen!
Nutzen: Diese Haltung öffnet und weitet die Brust und ermöglicht eine tiefere Atmung. Sie dehnt die Beinmuskulatur und lindert Verkrampfungen in der Waden- und Hüftmuskulatur. Der gesamte Körper wird gekräftigt.

Blau – Vishuddha oder Halszentrum

Sie knien mit geschlossenen Beinen am Boden, die Arme hängen locker an den Seiten. Stellen Sie den rechten Fuß auf den Boden, im rechten Winkel zum Knie. Strecken Sie mit dem Einatmen das linke Bein nach hinten und legen Sie beide Handflächen rechts und links neben Ihren rechten Fuß auf den Boden. Bewegen Sie mit dem nächsten Ausatmen das linke Bein noch weiter nach hinten, wobei Sie gleichzeitig den Kopf in den Nacken legen und den Rücken nach hinten biegen. Lassen Sie zu, daß sich Ihre Hände vom Boden heben, bis schließlich nur noch die Fingerspitzen den Boden berühren. Halten Sie diese Position und visualisieren Sie ein klares Blau, das von Ihrem Halschakra in Ihre Aura ausstrahlt. Wenn Sie müde werden, gehen Sie in die kniende

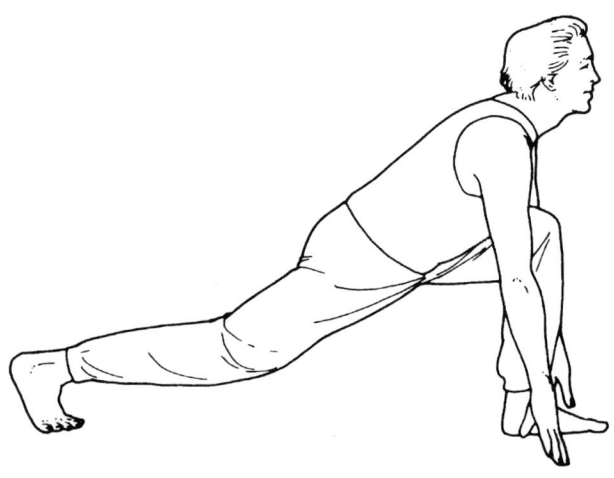

Haltung zurück, entspannen sich einen Augenblick und wiederholen die Übung mit der anderen Seite.

Nutzen: Diese Position stärkt das ganze Skelett und macht es geschmeidig.

Indigo – Ajna oder Stirnzentrum

Setzen Sie sich auf den Boden, die Beine vor sich ausgestreckt. Beugen Sie das linke Knie und ziehen Sie das linke Bein über das rechte, wobei Sie den linken Fuß direkt neben das rechte Knie auf den Boden stellen. Drehen Sie den Oberkörper nach links. Beugen Sie den rechten Ellenbogen vor Ihrem linken Knie und stellen Sie den linken Arm auf der Seite auf, wobei Sie die Handfläche hinter sich auf den Boden legen, die Finger weisen vom Körper weg. Drücken Sie den rechten Arm gegen das linke Knie und drehen Sie den Oberkörper so weit wie möglich nach links. Schauen Sie über die linke Schulter und halten Sie die Position, solange es bequem ist. Während Sie die Position halten, konzentrieren Sie sich auf das Stirnzentrum und visualisieren ein dunkles Indigo, das von diesem Zentrum ausstrahlt und in Ihre Aura strömt. Wenn Sie fertig sind, wiederholen Sie die Übung zur anderen Seite.

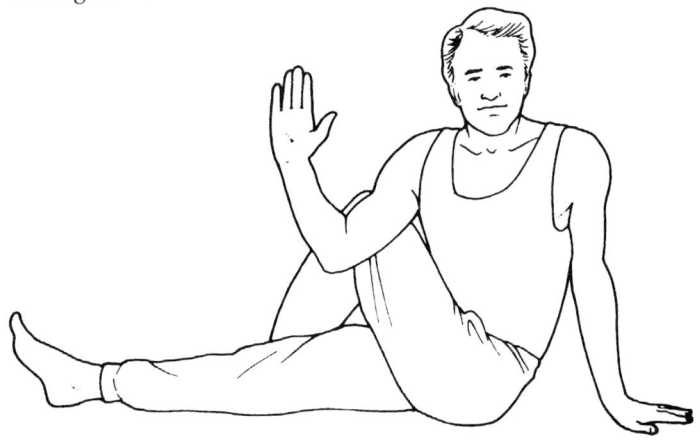

Achtung: Nicht für Schwangere in den letzten Schwangerschaftsmonaten!

Nutzen: Diese Position macht die Wirbelsäule und die Rückenmuskulatur geschmeidig und hilft bei Hexenschuß und Muskelrheuma. Weil die Position auf die Wirbelsäule wirkt, beeinflußt sie auch die von hier ausgehenden Nerven. Sie massiert die Verdauungsorgane und beseitigt Verdauungsstörungen, belebt die Nieren, die Adrenalindrüsen und die Bauchspeicheldrüse. Daher ist sie auch gut für Menschen, die unter Diabetes leiden.

Violett – Sahasrara oder Kronenzentrum

Stellen Sie sich mit geschlossenen Füßen hin, die Wirbelsäule gerade, die Schultern gestrafft und die Brust weit. Atmen Sie ein und bringen Sie die Füße einen Meter weit auseinander, entweder mit einem großen Sprung oder langsam, Stück für Stück. Achten Sie darauf, daß die Füße parallel zueinander stehen und die Zehen nach vorn zeigen. Atmen Sie aus und halten Sie Ihre Wirbelsäule gerade. Beugen Sie dabei den Oberkörper von den Hüften aus nach vorn und legen Sie die Handflächen auf den Boden, die Finger nach vorn. Wenn es Ihnen nicht gelingt, mit den Händen den Bo-

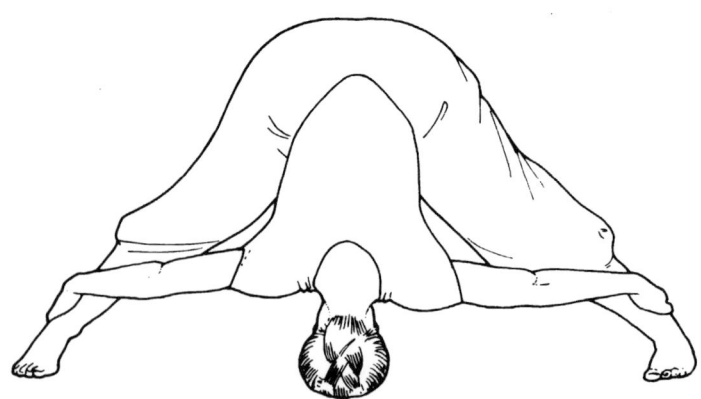

den zu erreichen, können Sie für den Anfang einen Hocker oder ein paar Bücher zu Hilfe nehmen, um sich abzustützen. Wenn Sie schließlich mit den Händen bis auf den Boden kommen, gehen Sie auf den Händen rückwärts zum Körper hin, bis die Hände in einer Linie mit den Füßen zu stehen kommen. Dehnen Sie gleichzeitig Ihre Wirbelsäule, bis Ihr Kopf auf dem Boden zwischen den Händen aufliegt. Wenn Sie diese Position erreicht haben (oder die dem am nächsten kommende Position, die Ihnen möglich ist), richten Sie Ihre Aufmerksamkeit auf die Spitze des Kopfes und visualisieren ein klares helles Violett, das von Ihrem Scheitelchakra ausstrahlt und in Ihre Aura strömt. Wenn Sie müde werden, gehen Sie wieder in die aufrechte Haltung über und bringen die Füße zusammen.

Achtung: Menschen mit hohem Blutdruck sollten diese Position nicht länger als sechzig Sekunden halten.

Nutzen: Diese Haltung wirkt auf die Innenseiten der Hüften und auf die Achillessehne. Sie beseitigt steife Schultern und öffnet die Brust. Frisches Blut kann in den Kopf, den Hals und den Oberkörper fließen. Diese Position eignet sich besonders für Personen, die keinen richtigen Kopfstand machen können.

Wenn Sie die sieben Haltungen durchexerziert haben und völlig entspannt auf dem Boden liegen, sollten Sie versuchen, die Veränderungen zu spüren, die sich physisch, psychisch, mental und emotional in Ihnen vollzogen haben. Einige Veränderungen machen sich vielleicht erst bemerkbar, nachdem Sie mehrere Wochen lang regelmäßig geübt haben. Seien Sie also nicht enttäuscht und werfen Sie nicht so schnell die Flinte ins Korn.

Kontemplation mit Farben

Eine andere Methode, um sich selbst mit Farben zu helfen, ist die Kontemplation. Dies ist eine ausgezeichnete Möglichkeit, um Körper und Geist zu entspannen. Alles, was die Natur uns zu bieten hat, kann zur Kontemplation oder zur stillen Betrachtung dienen: Blumen, Steine, Kristalle, Blätter, Früchte, um nur einiges zu nennen. Jedesmal, wenn Sie mit dieser Methode arbeiten, sollten Sie Ihre stille Betrachtung auf eine andere Farbe und einen anderen Gegenstand richten.

Die rosa Rose

Für die folgende Übung brauchen Sie eine Rose in der Farbe der bedingungslosen Liebe: Rosa. Stellen Sie Ihre Rose in eine Vase. Setzen Sie sich bequem hin und stellen Sie die Vase vor sich in Augenhöhe auf, die Rose etwa einen halben Meter vom Gesicht entfernt.

Entspannen Sie Körper und Geist und konzentrieren Sie sich ganz auf die Rose. Achten Sie darauf, wie sie von der Natur geformt ist, wie die Blüte am Stiel sitzt, wie zerbrechlich die Blütenblätter sind und wie sich eins vom anderen unterscheidet. Betrachten Sie die Farbnuancen, das Spiel von Licht und Schatten. Wenn Sie möglichst viele visuelle Informationen gesammelt haben, nehmen Sie die Rose in die linke Hand. Halten Sie die rechte Hand etwa fünf Zentimeter über die Rose. Schließen Sie die Augen und versuchen Sie, die Schwingung der Rose durch Ihre Handflächen zu spüren. Seien Sie nicht enttäuscht, wenn Sie nicht sofort etwas spüren. Es braucht Zeit und Übung, um den Körper für Farben zu sensibilisieren.

Stellen Sie die Rose wieder in die Vase. Setzen Sie sich nun still hin, mit geschlossenen Augen, und stellen Sie sich das Rosa der Rose vor, wie es mit jedem Einatmen in Ihr Herzchakra einfließt. Lassen Sie die Farbe mit dem Ausatmen in Ihre Aura strömen, bis Sie mitten in einer rosa Lichtkugel sitzen und von grenzenloser Liebe erfüllt sind. Wenn Sie das Gefühl haben, daß die Übung beendet ist, atmen Sie wieder normal und öffnen langsam die Augen. Blaßrosa ist eine

Farbe, die bei Menschen verwendet werden kann, die unter dem Eindruck emotionaler Traumata stehen.

Das Visualisieren und Atmen von Farben ist eine ausgezeichnete Methode, um Farben in den Körper aufzunehmen. Viele Beschwerden und Zustände des physischen Körpers können damit behandelt werden. Wenn Sie Schwierigkeiten haben, Farben zu visualisieren, suchen Sie sich die Farbe, die Sie brauchen, in der Natur. Betrachten Sie sie ganz genau, bevor Sie sie einatmen.

Übung gegen Schlaflosigkeit

Wenn Sie unter Schlaflosigkeit leiden, sollten Sie diese Übung probieren: Stellen Sie zuerst sicher, daß Ihr Körper bequem liegt und warm ist. Gehen Sie im Geist Ihren ganzen Körper durch und lassen Sie alle Verspannungen los. Dann visualisieren Sie ein schönes tiefes Blau und nehmen die Farbe mit jedem Atemzug in Ihren Körper auf. Fühlen Sie, wie die Farbe jeden Muskel, jedes Organ und jede Zelle umschließt. Sie können sich Ihren Körper auch als ein ganz spezielles Behältnis vorstellen, das Sie allmählich mit blauem Licht füllen. Machen Sie die Übung, bis Sie einschlafen. Seien Sie nicht enttäuscht, wenn es nicht gleich beim ersten Mal klappt. Mit etwas Geduld und einiger Übung wird es schon gehen.

Sie sollten auch versuchen, in einem blauen Schlafgewand und in blauer Bettwäsche zu schlafen. Eine schwache blaue Glühbirne, die in der Nacht brennt, kann ebenfalls helfen. Nur wenn Sie es selbst ausprobieren, können Sie herausfinden, was für Sie am besten ist.

Übung gegen Depressionen

Farbenatmung kann sehr gut gegen Depressionen eingesetzt werden. Wenn Sie unter Depressionen leiden, sollten Sie sich tagsüber Zeit nehmen, die oben beschriebene Übung zu machen, nur mit Orange statt mit Blau. Es ist nicht empfehlenswert, abends oder nachts mit Orange zu arbeiten, denn Orange ist eine energiereiche Farbe, die den Schlaf stören könnte.

Übung gegen Arthritis

Eine gute Übung gegen Arthritis besteht darin, sich zu entspannen und Gelb einzuatmen. Visualisieren Sie, wie die Farbe die betroffenen Gelenke saturiert. Auch die richtige Ernährung spielt eine große Rolle bei der Behandlung dieser Krankheit, die zu starken Behinderungen führen kann.

Energieübung

Um den ganzen Körper mit Energie zu versehen und wieder ins Gleichgewicht zu bringen, werden alle Farben in Verbindung mit den Chakras eingesetzt.

Legen Sie sich bequem auf den Boden und achten Sie darauf, daß Sie nicht frieren. Entspannen Sie nacheinander alle Teile Ihres Körpers, indem Sie bei den Füßen beginnen und sich langsam bis zum Kopf vorarbeiten. Wenn Sie das getan haben, konzentrieren Sie sich auf Ihren Atem. Fühlen Sie, wie jeder Atemzug durch die Nasenlöcher bis in die Lungen geht. Achten Sie darauf, wie sich Ihre Brust hebt, wenn die Lungen sich ausdehnen. Atmen Sie aus und fühlen Sie die warme Luft, die aus den Nasenlöchern strömt, wenn sich die Brust beim Ausatmen wieder senkt.

Visualisieren Sie eine hellrote Rose. Ziehen Sie die Farbe mit dem nächsten Einatmen durch die Fußsohlen ins Basischakra. Beim Ausatmen beobachten Sie die rote Farbe, wie sie vom Basischakra in Ihre Aura ausstrahlt. Machen Sie diese Übung dreimal für jedes Chakra.

Anschließend verwandeln Sie die rote Rose in eine wunderschöne orangene Chrysantheme. Atmen Sie diese Farbe durch die Fußsohlen ins Sakralchakra ein und achten Sie darauf, wie sie Ihre Aura erfüllt, während Sie ausatmen.

Als nächstes visualisieren Sie eine gelbe Narzisse und versuchen, die Schwingung dieser Farbe zu fühlen. Mit dem Einatmen holen Sie das helle, klare Gelb durch die Fußsohlen in den Solarplexus, mit dem Ausatmen füllt es Ihre Aura.

Dann visualisieren Sie ein grünes Blatt. Atmen Sie diese Farbe horizontal in Ihr Herzchakra ein und anschließend in die Aura aus.

Das grüne Blatt verwandelt sich jetzt in eine blaue Kornblume. Atmen Sie diese Farbe durch den Scheitel in das Halschakra ein und anschließend in die Aura aus.

Jetzt visualisieren Sie eine Iris in tiefem Indigo. Lassen Sie die Farbe mit jedem Atemzug durch den Scheitel in das Stirnchakra fließen, bevor Sie sie in die Aura ausatmen.

Als letztes stellen Sie sich ein Sträußchen lila Veilchen vor. Atmen Sie die violette Farbe in Ihr Kronenchakra ein und in die Aura aus.

Nun entspannen Sie sich und visualisieren, wie Sie von all diesen strahlenden, tanzenden Farben umgeben sind, die Ihren Körper einhüllen und durchdringen. Wenn Sie fertig sind, atmen Sie ein und heben die Arme über den Kopf, recken und strecken sich. Atmen Sie aus und lassen Sie die Arme wieder hängen. Wiederholen Sie das ganze zweimal, bevor Sie die Augen öffnen.

Farben in unserer Kleidung

Auch durch die Kleider, die wir tragen, übertragen wir Farben auf unseren Körper, denn sie wirken wie Filter, durch die das Licht fällt. Leider werden die Farben unserer Kleidung normalerweise von der Mode diktiert. Wenn wir aus therapeutischen Gründen etwas Farbiges tragen, sollten wir unbedingt etwas Weißes darunter anziehen. Probieren Sie aus, welche Farben Ihnen guttun. Wer unter hohem Blutdruck leidet, sollte es mit blauer Kleidung versuchen. Wer empfindlich gegen die Kälte ist, sollte Rot tragen, besonders an Händen und Füßen. Je empfänglicher wir für Farben werden, desto besser können wir irgendwann selbst sagen, welche Farben wir jeweils brauchen. Wenn wir lernen, auf unseren Körper zu hören, werden wir auch merken, was er braucht.

Gelegentlich werden bestimmte Hauttypen farblich den Jahreszeiten zugeschrieben. Sie sind dann Winter-, Herbst-, Frühlings- oder Sommertypen und sollten die Farben tragen, die ihren Jahreszeiten entsprechen. Diese Methode kann aber leider nicht verwendet werden, wenn man therapeutisch mit Farben arbeitet.

Farben in der Ersten Hilfe

Farben können bis zu einem gewissen Grad auch in der Ersten Hilfe eingesetzt werden. Beispielsweise können farbige Tücher (ausschließlich aus Naturfasern) oder farbige Glasfilter direkt über die erkrankte Körperstelle gelegt oder gehalten werden. Als Lichtquelle kann man eine Lampe benutzen oder die Sonnenstrahlen. Wenn Sie unter Halsschmerzen oder Heiserkeit leiden, sollten Sie ein Stück türkiser Seide um den Hals tragen es, bis es Ihnen wieder besser geht. Wenn Sie sich verbrannt haben, können Sie die Schmerzen lindern, indem Sie einen türkisen Glasfilter zehn Minuten lang über die verbrannte Stelle halten. Ein lokal begrenzter Ausschlag läßt sich auf entsprechende Weise mit einem gelben Glasfilter behandeln.

Farben im Essen

Auf ganz natürliche Weise können wir Farben über die Nahrung in unseren Körper aufnehmen. Eine Bekannte von mir bereitet gern sogenannte „Regenbogenmahlzeiten" zu, köstliche Gerichte, die auch noch schön anzusehen sind. Achten Sie bei Ihrem nächsten Einkauf auf die Vielzahl der Farben und suchen die Nahrungsmittel einmal nach ihren Farben aus. Überlegen Sie, welche Farben Sie brauchen könnten, und stellen Sie Ihren Speiseplan danach zusammen.

Farben in der Wohnung

Je sensibler wir für Farben werden, desto wichtiger werden Sie in der Gestaltung unserer Wohnung. So wäre es beispielsweise ein Desaster, ein Schlafzimmer in Rot oder Gelb einzurichten. Das Rot könnte uns viele schlaflose Nächte bereiten, und das Gelb könnte bewirken, daß wir „abheben" und schließlich vollkommen den Kontakt zur Realität verlieren. Die idealen Farben wären Blau oder ein sehr blasses Lila. Mein Flur und mein Therapieraum sind blau, und meine Patienten stellen immer wieder fest, wie beruhigend und friedvoll das auf sie wirkt. Rot wird am besten in einem Raum verwendet, wo es viel Aktivität gibt. Gelb wird mit dem Intellekt assoziiert und wirkt daher am besten in Büros oder an Orten intellektueller Aktivität. Orange, das für Freude und Kreativität steht, kann in Küchen und Kinderzimmern Einsatz finden. Weiß kann eine sehr isolierende und einsame Farbe sein und sollte deshalb immer in Verbindung mit anderen Farben verwendet werden.

Kunsttherapie

Eine andere Möglichkeit, die heilende Wirkung von Farben zu erfahren, ist künstlerische Betätigung. Dazu muß man kein Künstler sein oder über besondere Begabung auf diesem Gebiet verfügen. Es spielt keine Rolle, ob Sie malen können oder nicht. Wenn Sie auf diese Weise an sich selbst arbeiten wollen, brauchen Sie nichts weiter als ein paar Ölkreiden und ein Blatt weißes oder hellgraues Papier. Legen Sie Ihre Lieblingsmusik auf und malen Sie, was die Musik Ihnen vermittelt. Die Formen, die auf diese Weise entstehen, sollten völlig neu für Sie sein. Sie sollten an keinen bekannten Gegenstand erinnern, keine Blume, kein Haus, keinen Baum und so weiter darstellen. Lassen Sie zu, daß sich Ihre Gefühle durch die Farben und Formen zum Ausdruck bringen.

Sie können auch Ihre Enttäuschung, Ihren Schmerz, Ihre Verletztheit und Ihre Wut auf diese Weise zum Ausdruck bringen. Anschließend können Sie selbst bestimmen, was mit dem Bild geschieht. Sie können es sogar zerstören, wenn Sie wollen.

Wenn Sie unter der Anleitung eines Therapeuten auf diese Weise mit Farben arbeiten, werden Sie anschließend vielleicht über Ihre Zeichnung sprechen und tiefere Einsichten in Ihre Probleme bekommen. Wenn Sie mehr über die Bedeutung der in Ihren Bildern auftauchenden Farben, Zahlen und Symbole erfahren möchten, können Sie auch Bücher zu Rate ziehen, zum Beispiel *Mandala-Malen. Der Weg zum eigenen Zentrum* von Susanne Fincher (Anm. d. Red.).

Farben in der Natur erleben

Die vielleicht schönste Art, Farben aufzunehmen, besteht darin, sich wenigstens einmal täglich eine Stunde lang in der Natur aufzuhalten. Das kann man tun, indem man im Garten arbeitet oder einfach nur dasitzt, indem man in den Park geht oder indem man einen Wald- und Wiesenspaziergang macht. Dabei spielt es keine Rolle, in welcher Jahreszeit man sich befindet. Jede Jahreszeit hat ihr eigenes Farbspektrum und damit ihre eigenen Heilkräfte. Ich selbst arbeite vorzugsweise im Freien. Wenn Sie die Heilkräfte der Farben wirklich erleben möchten, schlage ich vor, daß Sie für den Anfang jeden Tag einen Spaziergang machen.

WIE GEHT ES WEITER?

Wenn Sie sich einer Farbtherapie unterziehen möchten und in Ihrer unmittelbaren Umgebung keinen geeigneten Farbtherapeuten finden, sollten Sie mit dem *Institute for Complimentary Medicine* (IMC) Kontakt aufnehmen. (Die Adresse dieses Instituts sowie vergleichbarer Organisationen in Deutschland und der Schweiz finden Sie auf Seite 121/122.)

Das ICM kann sowohl Namen und Adressen von Farbtherapeuten als auch anerkannte Schulen nennen. Auch die meisten Schulen haben ein Verzeichnis aller Therapeuten, die sich bei ihnen qualifiziert haben, und geben Adressenlisten weiter.

Eine weitere Organisation, die Informationen über Farbtherapeuten geben kann, ist die *International Association for Colour Therapists* (IACT). Sie ist an das *Institute for Complementary Medicine* angeschlossen und wurde 1984 von Theo Gimbel gegründet, um in allen Formen der Heilpraxis und begleitender Therapien das Bewußtsein über die Wirkung der Farben zu fördern. Die Ziele des Instituts sind:
1. die Farbheilpraxis als einen wichtigen Zweig der begleitenden Therapie zu etablieren;
2. professionelle Richtlinien für die Praxis der Farbtherapie festzulegen;
3. das Verständnis und den Gebrauch von Farben in der Heilpraxis, im Gesundheitswesen, in der Kosmetik, in der Mode, in der Innenarchitektur, in der Industrie und in begleitenden Therapien zu fördern;
4. Menschen über die Wirkung von Farben zu informieren und ihnen Möglichkeiten aufzuzeigen, wie sie an eine Farbtherapie kommen können.

Zu den Aktivitäten des IACT gehören Seminare, Kurse, Workshops und Konferenzen, in denen der Gebrauch von

Farben vermittelt wird. Darüber hinaus unterstützt das Institut seine Mitglieder aktiv, vermittelt Kontakte, gibt regelmäßig Publikationen heraus und hält die Mitglieder über alle Forschungsergebnisse auf dem laufenden.

Es gibt mehrere Schulen, die Ausbildungen zum Farbtherapeuten anbieten. Bevor man jedoch mit einer langen und manchmal kostspieligen Ausbildung beginnt, sollte man sorgfältig prüfen, ob die Qualifikation, die die Schule bietet, vom ICM anerkannt ist und dem erforderlichen Standard entspricht. Dauer und Kosten der Ausbildung variieren von Schule zu Schule, und es ist immer gut, sich mehrere Schulen anzusehen, bevor man eine Entscheidung trifft.

Damit Sie eine Vorstellung davon bekommen, was von einem Schüler erwartet wird und wie die Ausbildung aussieht, werde ich zwei Schulen vorstellen, mit denen ich persönlichen Kontakt hatte.

Die erste Schule ist die *Maitreya School of Healing*, die 1974 von Lily Cornford und Ronald Leech (den meisten als „Joseph" bekannt) gegründet wurde. Viele Jahre lang arbeiteten Lily und Joseph mit kleinen Gruppen und lehrten, was ihnen ihre Intuition von einer höheren Bewußtseinsebene vermittelt hatte. Im Laufe der Jahre wurden immer mehr Menschen von ihrer Arbeit angezogen, inzwischen ist ihre Schule erheblich größer geworden.

Im Lehrplan der Maitreya-Schule findet sich folgende Selbstdarstellung: „Wir haben es uns zur Aufgabe gemacht, Heilerinnen und Heiler auf die Heilpraxis des Wassermann-Zeitalters vorzubereiten, indem wir Wissen vermitteln, das Herz bilden und zur Verantwortung erziehen. Die Schule hofft, eine Umgebung zu bieten, in der Heilpraktiker ihre eigenen Wesensäußerungen und ihren Körper reinigen und läutern können und entdecken, welchen Dienst sie an den Naturreichen (Menschheit, Tier-, Pflanzen- und Mineralreich) vollbringen können, und in der sie für die Präsenz und die heilende Wirkung von Engeln und Feen sensibilisiert werden."

Die Ausbildung zum Therapeuten in der Maitreya School

besteht aus dreizehn wöchentlichen Trainingssitzungen. Am Ende der Ausbildung werden die Schüler praktisch und theoretisch geprüft. Wenn sie die Prüfung bestehen, sollen sie anschließend einhundert Trainingsstunden in der Schule unter der Supervision eines qualifizierten Therapeuten absolvieren.

Die Maitreya School betreibt die *Mental Colour Therapy Clinic*, in der man sich von qualifizierten Farbtherapeuten behandeln lassen kann. Die Kosten für Erwachsene sind minimal, und Klein- und Schulkinder werden umsonst behandelt. Die Maitreya School sieht dies als eine Investition in eine spirituellere Zukunft des Planeten.

Die zweite Schule, zu der ich persönlichen Kontakt habe und an der ich lehre, ist das *Hygeia College of Colour Therapy*, 1976 von Theo Gimbel gegründet. Theo Gimbel hat ein umfassendes System der therapeutischen Nutzung von Farbenergien entwickelt. Seine Arbeit beruht auf den Ergebnissen früherer Forscher, wie Johann Wolfgang Goethe, Rudolf Steiner, Edwin Babitt und Dinshah P. Ghadiali. Das College lehrt, daß Farben auf die feinstoffliche Ebene des Aura- Körpers und auf die damit zusammenhängenden Chakras einwirken. Körperliche Störungen werden durch ein Ungleichgewicht in der Aura verursacht, das durch die Energien der Farben wieder ausgeglichen werden kann.

Die Ausbildung am Hygeia College dauert etwa zwei Jahre. Sie besteht aus sechs Wochenend-Grundkursen, einem zweiwöchigen Vollzeitkurs und einem Probejahr.

Wenn ein Therapeut sich weiterbilden will, um Farbtherapie zu lehren, schließt sich eine Ausbildung zum Diplom-Farbtherapeuten an. Diese Ausbildung dauert weitere zwei Jahre.

Für Interessenten, die sich erst einmal gründlich über Farbtherapie informieren möchten, bevor sie eine Ausbildung beginnen, und für alle, die einfach etwas über Farbtherapie wissen möchten, gibt es in London regelmäßig sogenannte *„introductory days"* (Einführungstage).

Weitere Schulen, die das ganze Spektrum der Farbtherapeutenausbildung vom Anfängerkurs bis zum Diplom anbieten, sind *Aura Soma* und *Know Yourself Through Colour*. Die Adressen dieser Schulen finden Sie auf Seite 121.

Wenn Sie nach der Lektüre dieses Buches den Wunsch haben, sich weiterhin mit den Farben und ihren vielen Aspekten zu beschäftigen, wünsche ich Ihnen ebensoviel Freude und ebenso wunderbare Erlebnisse, wie ich sie haben durfte.

Möge das Licht der ewigen Quelle, das Ihr Herz durchströmt und in den lebendigen, tanzenden Farben, die Sie umgeben, seinen Ausdruck findet, Sie mit Gesundheit, Harmonie und Freude segnen.

ADRESSEN

The Institute for Complimentary Medicine
Tavern Quay
Plough Way
Surrey Quays
GB-LONDON SE16 QEZ

The International Association for Colour Therapy
73 Elm Bank Gardens
Barnes
GB-LONDON SW13 ONX

The Hygeia College of Colour Therapy
Theo Gimbel
Brook House
Avening
GB-TETBURY, GLOUCESTERSHIRE GL8 8NL

Aura Soma
Margaret Cockbain and Mike Booth
Dev Aura
Little London
GB-TETFORD, LINCOLNSHIRE LN 96 QL

Know Yourself Through Colour
Marie Louise Lacy
3a Bath Road
GB-WORTHING, SUSSEX BN11 3NU

The Maitreya School of Healing
2 Jeymer Avenue
Willesden Green
GB-LONDON NW2 48L

Pauline Wills
9 Wyndale Avenue
Kingsbury
GB-LONDON NW9 9PT

Zentrum zur Dokumentation von
Naturheilverfahren (ZDN)
Ahrfeldstraße 21
D-45136 ESSEN

Schweizerischer Verband für
Natürliches Heilen (SVNH)
Postfach
CH-3004 BERN

Eine Liste mit Adressen deutscher Therapeutinnen, die am Hygeia College of Colour Therapy ausgebildet wurden, erhalten Sie auf Anfrage vom Verlag:
Aurum Verlag
Georg-Westermann-Allee 66
D-38104 BRAUNSCHWEIG

Hilfsmittel für die Farbtherapie, wie farbige Glasfilter, körperlange farbige Seidentücher, Wassersolarisierer, das *Hygeia-Farbtherapiegerät* (Beschreibung auf Seite 77), die Farbkristallfackel (siehe Abbildung Seite 83) und der Farbraumilluminator (siehe Seite 83) können über das Hygeia College of Colour Therapy bezogen werden.

WEITERFÜHRENDE LITERATUR

Brooke Simpkins, E.: *New Light on the Eyes,* Vincent Stuart, 1958
Fincher, S.: *Mandala-Malen,* Aurum, Braunschweig, 2. Aufl. 1994
Ghadiali, D.: *Spectro-Chrome Metry Encyclopedia,* Spectro-Chrome Institute, 1939
Gimbel, T.: *Form, Sound, Colour & Healing,* C. W. Daniel, Saffron Walden, Essex 1987
Gimbel, T.: *Healing Through Colour,* C. W. Daniel, Saffron Walden, Essex 1980
Goethe, J. W.: *Farbenlehre,* Freies Geistesleben, Stuttgart, 5. Aufl. 1992
Green, M.: *Naturmagie,* Aurum, Braunschweig 1992
Hunt, R.: *The Seven Keys to Colour Healing,* C. W. Daniel, Saffron Walden, Essex 1968
Huxley, A.: *Die Pforten der Wahrnehmung – Himmel und Hölle,* Piper, München, 15. Aufl. 1992
Huxley, A.: *Moksha,* Penguin Books, London 1977
Iyengar, B. K.: *Licht auf Yoga,* Scherz, München 1992
Karagulla, S./Van Gelder Kunz, D.: *The Chakras and the Human Energy Field,* Theosophical Publishing House, Wheaton IL 1989
Lacy, M. L.: *Know Yourself Through Colour,* Aquarian, London 1989
Liberman, J.: *Die heilende Kraft des Lichts. Der Einfluß des Lichts auf Psyche und Körper,* Scherz, München 1993
Liebig, V.: *Unterwegs zum eigenen Zentrum. 24 Mandalas zum Selbstgestalten,* Aurum, Braunschweig 1993
Lynes, B.: *The Healing of Cancer,* Marcus Books, Canada 1989
Markham, U.: *Visualisieren,* Aurum, Braunschweig, 2. Aufl. 1993

Ouseley, S. G.: *The Power of the Rays,* L. N. Fowler, Romford, Essex 1961

Ozaniec, N.: *Die Chakras,* Aurum, Braunschweig, 2. Aufl. 1994

Wall, V.: *Das Wunder der Farbheilung,* Lichtstern, Frankfurt, 2. Aufl. 1993

Wills, P.: *The Reflexology and Colour Workbook,* Element Books, Shaftesbury, Dorset 1992

Wills, P./Gimbel, T.: *16 Steps to Health and Energy,* Foulsham, Slough, Berkshire 1992